国家出版基金项目
NATIONAL PUBLICATION FOUNDATION

Academic Research Series of Famous
Doctors of Traditional Chinese
Medicine through the Ages

"十三五"国家重点图书出版规划项目

中医历代名家学术研究丛书

主编 潘桂娟

王纶

王彤 席崇程 编著

全国百佳图书出版单位
中国中医药出版社
·北 京·

图书在版编目（CIP）数据

中医历代名家学术研究丛书 . 王纶 / 潘桂娟主编；
王彤，席崇程编著 . — 北京：中国中医药出版社，
2022.8
ISBN 978-7-5132-6697-0

Ⅰ . ①中… Ⅱ . ①潘… ②王… ③席… Ⅲ . ①中医
临床—经验—中国—明代 Ⅳ . ① R249.1

中国版本图书馆 CIP 数据核字（2021）第 007870 号

中国中医药出版社出版
北京经济技术开发区科创十三街 31 号院二区 8 号楼
邮政编码 100176
传真 010-64405721
河北品睿印刷有限公司印刷
各地新华书店经销

开本 880×1230 1/32 印张 5.5 字数 137 千字
2022 年 8 月第 1 版 2022 年 8 月第 1 次印刷
书号 ISBN 978-7-5132-6697-0

定价 49.00 元
网址 www.cptcm.com

服务热线 010-64405510
购书热线 010-89535836
维权打假 010-64405753

微信服务号 zgzyycbs
微商城网址 https://kdt.im/LIdUGr
官方微博 http://e.weibo.com/cptcm
天猫旗舰店网址 https://zgzyycbs.tmall.com

如有印装质量问题请与本社出版部联系（010-64405510）

2005 年国家重点基础研究发展计划（973 计划）课题"中医学理论体系框架结构与内涵研究"（编号：2005CB532503）

2009 年科技部基础性工作专项重点项目"中医药古籍与方志的文献整理"（编号：2009FY120300）子课题"古代医家学术思想与诊疗经验研究"

2013 年国家重点基础研究发展计划（973 计划）项目"中医理论体系框架结构研究"（编号：2013CB532000）

国家中医药管理局重点研究室"中医理论体系结构与内涵研究室"建设规划

"十三五"国家重点图书、音像、电子出版物出版规划（医药卫生）

2021 年度国家出版基金资助项目

项目来源及国家重点图书出版计划

前言

中医理论肇始于《黄帝内经》《难经》，本草学探源于《神农本草经》，辨证论治及方剂学发轫于《伤寒杂病论》。在此基础上，历代医家结合自身的思考与实践，提出独具特色的真知灼见，不断革故鼎新，充实完善，使得中医药学具有系统的知识体系结构、丰富的原创理论内涵、显著的临床诊治疗效、深邃的中国哲学背景和特有的话语表达方式。历代医家本身就是"活"的学术载体，他们刻意研精，探微索隐，华叶递荣，日新其用。因此，中医药学发展的历史进程，始终呈现出一派继承不泥古、发扬不离宗的繁荣景象。

中国中医科学院中医基础理论研究所，自2008年起相继依托2005年国家重点基础研究发展计划（973计划）课题"中医学理论体系框架结构与内涵研究"、2009年科技部基础性工作专项重点项目"中医药古籍与方志的文献整理"子课题"古代医家学术思想与诊疗经验研究"、2013年国家重点基础研究发展计划（973计划）项目"中医理论体系框架结构研究"，以及国家中医药管理局重点研究室（中医理论体系结构与内涵研究室）建设规划，联合北京中医药大学等16所高等院校及科研和医疗机构的专家、学者，选取历代具有代表性或学术特色突出的医家，系统地阐释与解析其学术思想和诊疗经验，旨在发掘与传承、丰富与完善中医理论，为提升中医师临床实践能力和水平提供参考和借鉴。本套丛书即是由此系列研究阶段性成果总结而成。

综观历史，凡能称之为"大医"者，大都博览群书，学问淹博赅洽，集百家之言，成一家之长。因此，我们以每位医家的内容独立成书，尽可能尊重原著，进行总结、提炼和阐发。本丛书的另一个特点是，将医家特色学术观点与临床实践相印证，尽可能选择一些典型医案，用以说明理论的实践价值，便于临床施用。本丛书列选"'十三五'国家重点图书、音像、电子出版物出版规划""医药卫生"类项目，收载民国及以前共 102 名医家。第一批 61 个分册，已于 2017 年出版。第二批 41 个分册，申报 2021 年国家出版基金项目已获批准，出版在即。

丛书各分册作者，有中医基础和临床学科的资深专家、国家及行业重点学科带头人，也有中青年骨干教师、科研人员和临床医师中的学术骨干，来自全国高等中医药院校、科研机构和临床单位。从学科分布来看，涉及中医基础理论、中医各家学说、中医医史文献、中医经典及中医临床基础、中医临床各学科。全体作者以对中医药事业的拳拳之心，共同努力和无私奉献，历经数年完成了这份艰巨的工作，以实际行动切实履行了"继承好、发展好、利用好"中医药的重大使命。

在完成上述科研项目及丛书撰写、统稿与审订的过程中，研究团队暨编委会和审订委员会全体成员精益求精之心始终如一。在上述科研项目负责人、丛书总主编、中国中医科学院中医基础理论研究所潘桂娟研究员主持下，由常务副主编陈曦副研究员、张宇鹏副研究员及各分题负责人——翟双庆教授、钱会南教授、刘桂荣教授、郑洪新教授、邢玉瑞教授、马淑然教授、文颖娟教授、陆翔教授、杨卫彬研究员、崔为教授、江泳教授、柳亚平副教授、王静波副教授等，以及医史文献专家张效霞教授，分别承担或参与了团队的组织和协调，课题任务书和丛书编写体例的起草、修订和具体组织实施，各单位课题研究任务的落实和分册文稿编写、审订等工作。编委会多次组织工作会议和继续教育项目培训，推进编撰工作进度，确保书稿撰写规范，并组织有关专家对初稿进行审订；最终，由总主编与常务副主编对丛书各分册进行复审、修订和统稿，并与全体作者充分交流，对各分册内容加以补充完善，而始得告成。

2016 年 2 月，国家中医药管理局颁布《关于加强中医理论传承创新的若干意见》，指出要"加强对传承脉络清晰、理论特色鲜明的古代医家的学术思想研究"。2016 年 2 月，国务院颁布《中医药发展战略规划纲要（2016—2030 年）》，强调"全面系统继承历代各家学术理论、流派及学说"。上述项目研究及丛书的编写，是研究团队对国家层面"遵循中医药发展规律，传承精华，守正创新"号召的积极响应，体现了当代中医人敢于担当的勇气和矢志不渝的追求！通过此项全国协作的系统工程，凝聚了中医医史、文献、理论、临床研究的专门人才，培育了一支专业化的学术队伍。

在此衷心感谢中国中医科学院及其所属中医基础理论研究所、中医药信息研究所、研究生院，以及北京中医药大学、陕西中医药大学、山东中医药大学、云南中医药大学、安徽中医药大学、辽宁中医药大学、浙江中医药大学、成都中医药大学、湖南中医药大学、长春中医药大学、黑龙江中医药大学、南京中医药大学、河北中医学院、贵州中医药大学、中日友好医院 16 家科研、教学和医疗单位对此项工作的大力支持！衷心感谢中国中医科学院余瀛鳌研究员、姚乃礼主任医师、曹洪欣教授与北京中医药大学严季澜教授在项目实施和本丛书出版过程中给予的悉心指导与支持！衷心感谢中国中医药出版社有关领导及华中健编辑、芮立新编辑、伊丽萦编辑、鄢洁编辑及丛书编校人员的辛勤付出！

在本丛书即将付梓之际，全体作者感慨万千！希望广大读者透过本丛书，能够概要纵览中医药学术发展之历史脉络，撷取中医理论之精华，承绪千载临床之经验，为中医药学术的振兴和人类卫生保健事业做出应有的贡献！

由于种种原因，书中难免有疏漏之处，敬请读者不吝批评指正，以促进本丛书的不断修订和完善，共同推进中医历代名家学术的继承与发扬！

《中医历代名家学术研究丛书》编委会

2021 年 3 月

凡

例

一、本套丛书选取的医家，为历代具有代表性或特色思想与临床经验者，包括汉代至晋唐医家 6 名，宋金元医家 19 名，明代医家 24 名，清代医家 46 名，民国医家 7 名，总计 102 名。每位医家独立成册，旨在对医家学术思想与诊疗经验等内容进行较为详尽的总结阐发，并进行精要论述。

二、丛书的编写，本着历史、文献、理论研究有机结合的原则，全面解读、系统梳理和深入研究医家原著，适当参考古今有关该医家的各类文献资料，对医家学术思想和诊疗经验加以发掘、梳理、提炼、升华、概括，将其中具有理论意义、实践价值的独特内容阐发出来。

三、丛书在总体框架上，要求结构合理、层次清晰；在内容阐述上，要求概念正确，表述规范，持论公允，论证充分，观点明确，言之有据；在分册体量上，鉴于每个医家的具体情况不同，总体要求控制在 10 万～20 万字。

四、丛书的每一分册的正文结构，分为"生平概述""著作简介""学术思想""临证经验"与"后世影响"五个独立的内容范畴。各分册将拟论述的内容按照逻辑与次序，分门别类地纳入以上五个内容范畴之中。

五、"生平概述"部分，主要包括医家姓名字号、生卒年代、籍贯等基本信息，时代背景、从医经历以及相关问题的考辨等。

六、"著作简介"部分，逐一介绍医家的著作名称（包括现存、已经亡佚又经后人辑复的著作）、卷数、成书年代、主要内容、学术价值等。

七、"学术思想"部分，分为"学术渊源"与"学术特色"两部分进行论述。前者重在阐述医家之家传、师承、私淑（中医经典或前代医家思想对其影响）关系，重点发掘医家学术思想的历史传承与学术渊源；后者主要从独特学术见解、学术成就、学术特点等方面，总结医家的主要学术思想特色。

八、"临证经验"部分，重点考察和论述医家学术著作中的医案、医论、医话，并有选择地收集历代杂文笔记、地方志等材料，从中提炼整理医家临床诊疗的思路与特色，发掘、总结其独到的诊治方法。此外，还根据医家不同情况，以适当方式选录部分反映医家学术思想与临证特色的医案。

九、"后世影响"部分，主要包括"学术影响与历代评价""学派传承（学术传承）""后世发挥"和"国外流传"等内容。其中，对医家的总体评价，重视和体现学术界共识和主流观点，在此基础上，有理有据地阐明新见解。

十、附以"参考文献"，标示引用著作名称及版本。同时，分册编写过程中涉及的期刊与学位论文，以及未经引用但能体现一定研究水准的期刊与学位论文也一并列出，以充分体现对该医家研究的整体状况。

十一、附以丛书全部医家名录，依照时间先后排列，以便查验。

十二、丛书正文标点符号使用，依据中华人民共和国国家标准《标点符号用法》（GB/T 15834—2011）。医家原书中出现的俗字、异体字等一律改为简化正体字，个别不能对应简化字的繁体字酌予保留。

《中医历代名家学术研究丛书》编委会

2021年3月

内容提要

　　王纶，字汝言，生于明景泰四年（1453），卒于明正德五年（1510）；浙江慈溪人，明代著名医家。王纶因父病而留心医药，常于公余兼为民疗疾；因医术精湛，活人颇众。著有《明医杂著》《节斋公胎产医案》和《本草集要》等。王纶私淑朱丹溪，继承朱丹溪学说与诊疗经验，结合临床实践及体会，多有学术发挥。其总结朱丹溪的"气血痰郁"学说，提出朱丹溪为"滋阴派"的创始人。因王纶私淑朱丹溪，其著作对于后世研究朱丹溪的理论特色与临床经验具有重要参考价值。同时，王纶汲取了李东垣的学术思想，临床喜用甘温之品；其温补思想对于明代温补学派的发展也有所启迪。王纶对于妇科病证诊治亦卓有建树。如《节斋公胎产医案》所载生化汤，对傅青主影响颇大。本书内容主要包括王纶的生平概述、著作简介、学术思想、临证经验及后世影响等。

　　王纶，字汝言，生于明景泰四年（1453），卒于明正德五年（1510），浙江慈溪人，明代医家。王纶因父病而留心医药，常于公余兼为民疗疾，因医术精湛，活人颇众。著有《明医杂著》《节斋公胎产医案》和《本草集要》等。王纶私淑朱丹溪，继承朱丹溪学说与诊疗经验，结合临床实践及体会，多有学术发挥。其总结朱丹溪的"气血痰郁"学说，提出朱丹溪为"滋阴派"创始人。因王纶私淑朱丹溪，其著作对于后世研究朱丹溪的理论特色与临床经验，具有重要参考价值。同时，王纶汲取了李东垣的学术思想，临床喜用甘温之品；其温补思想对明代温补学派的发展也有所启迪。王纶对于妇科病证诊治亦卓有建树，如《节斋公胎产医案》所载生化汤，对傅青主影响颇大。

　　当代有关王纶的学术研讨情况，在中国知网（CNKI）、万方数据库、维普数据库等检索，自20世纪90年代至今，共有期刊论文近30篇。论文内容主要涉及以下几个方面：第一，王纶对朱丹溪学说的继承与发扬。王纶私淑朱丹溪，将朱丹溪的杂病辨治思路概括为"气、血、痰、郁"四个方面；王纶还具体阐述了朱丹溪"阳常有余，阴常不足"等理论，对后世医家认识与研究朱丹溪学说具有启示作用。第二，王纶对明代及以前著名医家学术思想的总结发挥。王纶以《黄帝内经》《伤寒杂病论》为基础，继承李东垣、刘完素之学术，总结临床经验与体会而成一家之言，对明清时期医家影响颇大。第三，王纶在《节斋公胎产医案》中，详述产妇各种疾病的诊治思路与方法，对中医妇科的学术发展也有重要贡献。

　　本次整理研究，立足王纶原著内容的深入发掘、整理和总结，同时参考薛己为王纶《明医杂著》所做注释，旁参古今医家有关王纶学术思想、自创方剂及临床医案的分析和解读，从多个角度认识、总结和阐明王纶的学术思想特色和独到诊疗经验。同时，本书梳理出王纶的学术传承脉络，结合其私淑医家的观点，研究了其如何继承与发扬先贤的智慧。本书还深入分析了王纶学术思想形成的渊源及其对后世的深远影响。王纶留世著作较少，因此本书主要结合薛己的注释，深入剖析王纶的学术特点，主要包括王纶对朱丹溪、李东垣、刘完素等医家学术的继承与发扬。同时，本书还对王纶某些方剂加以分析，主要是妇科和儿科用方，由于《节斋小儿医书》等著作遗失，因此其存世著作所载方剂以妇科和内科用方为主。本书结合数据挖掘的方法，分析其组方特点和用药特色等，旨在发王纶之未发，为临床妇科和儿科病证诊治提供了有益参考。本书的后世影响部分，主要分析王纶对薛己医学思想形成的影响，间接阐述了某些医家从"重阴"转变为"重阳"的过程。最后，笔者对王纶学术思想中存疑的部分进行分析和阐释，希望能为当代医家学者认识和研究王纶的学术思想和诊疗经验提供参考。

本次整理研究依据的王纶著作版本：中国中医药出版社于 2009 年出版的《明医杂著》；中国中医药出版社于 2015 年出版的《本草集要》；中国中医药出版社于 2015 年出版的《节斋公胎产医案》。同时，还参考了中国知网、万方数据库等网上资源，以及中国中医药出版社于 2005 年出版的《朱丹溪医学全书》等相关文献。本书基于关联规则等机器学习算法，参考《中华人民共和国药典》（2015 年版）等资料对医案进行标准化处理，分析了王纶《节斋公胎产医案》相关数据。

在此衷心感谢参考文献的作者及支持本项研究的各位同仁！

北京中医药大学　王彤

成都中医药大学　席崇程

2021 年 3 月

后世影响 139

参考文献 149

王纶

生平概述

王纶，字汝言，生于明景泰四年（1453），卒于明正德五年（1510）；浙江慈溪人，明代医家。王纶因父病而留心医药，常于公余兼为民疗疾，因医术精湛，活人颇众。著有《明医杂著》《节斋公胎产医案》和《本草集要》等。王纶私淑朱丹溪，继承朱丹溪学说与诊疗经验，结合临床实践及体会，多有学术发挥。其总结朱丹溪的"气血痰郁"学说，提出朱丹溪为"滋阴派"的创始人。因王纶私淑朱丹溪，其著作对于后世研究朱丹溪的理论特色与临床经验，具有重要参考价值。同时，王纶汲取了李东垣的学术思想，临床喜用甘温之品；其温补思想对于明代温补学派的发展也有所启迪。王纶对于妇科病证诊治亦卓有建树，如《节斋公胎产医案》所载生化汤，对傅青主影响颇大。

一、时代背景

（一）社会背景

明代自"土木堡之变"起，繁荣昌盛、国泰民安的太平盛世宣告结束。如朝廷的赋税收入日益减少，许多已经开垦的土地重新荒芜，百姓流离失所，社会动荡不安，流匪乱作等。史学家将这一时期，称为"明代经济的徘徊期"。王纶出生时，"北京保卫战"已经落下帷幕，明代的社会开始趋于安定。但由于战事原因和当局统治者的积弱，经济的恢复与发展还是止步不前，百姓的生活仍然多有疾苦。朝廷为了维护自己的利益，开始与百姓争利，当朝统治者、地主和百姓之间的矛盾日益尖锐。史书对于这一时期的具体记载较少，当朝统治者也作为甚少。在这种社会条件下，王纶

"官医并作"，实也为时势所迫。

（二）文化背景

自南宋朱熹之后，理学开始成为社会的主流哲学。明初刘基、宋濂等人，秉承宋代程朱理学，编纂《四书大全》《五经大全》和《性理大全》，宣告朱子理学的正统地位，并被当朝统治者确定为"官方哲学"。朱子"格物致知"的治学思想，更是明代文人治学之基本态度，形成"理学独尊"的状况。在明宣宗和明仁宗时期，理学被纳入科举的范围，成为当时学术的中心。此时，王阳明的心学尚未诞生，理学在王纶生活的年代，几乎可以算是一家独大，在学术界占有绝对性的统治地位。当时社会，人人以仕途为最高目标，一心苦读以考取功名。这无形中扩大了理学的影响力和传播范围，许多医家亦是弃儒从医或亦儒亦医，如汪机、李梴。这一时期，理学对医家学术思想的形成影响颇大，许多医家的著作中处处可见理学之踪影。朱丹溪受朱子理学思想的影响，提出著名的"相火论"。而朱丹溪的"相火论"，能够被王纶认同并接受，是因为二人都深受理学影响，均将朱子理学"重阴""主静"等思想奉为圭臬。

（三）医学背景

王纶处于明代初期，此时中医已形成比较完整的学术体系，医学发展呈现前所未有的繁荣景象。特别是朱丹溪学说，在明初依然大为流行，当时社会掀起一股滋阴的浪潮。明代初期，戴思恭著《推求师意》，乃阐发朱丹溪未尽之意而作；其校补朱丹溪的《金匮钩玄》等，对于朱丹溪的六郁辨证阐发颇多。明·韩懋认为，朱丹溪"能集名医之大成"，并认可其滋阴学说。这些都促进了朱丹溪学术的传承与传播。此外，这一时期对于《黄帝内经》《伤寒论》《金匮要略》等经典的研究，在明以前医家研究的基础上，也取得了新的令人瞩目的成果。如王履编纂的《医经溯洄集》，解读《内经》《难经》《神农本草经》《伤寒论》及历代诸家之作，提出了不少独到的见解。其中，对于伤寒、温病之辨析，指出温病是"感天地恶毒异气"而致；还指出"温暑及时行寒疫、温疟、风温、温毒，决不可以伤寒六经诸病为通治"，对于后世温病学派的形成影响巨大。王纶所处的时代，出现了许多名医大家。其中，有行医时间稍早于王纶的戴思恭、熊宗立，有行医时间与王纶有重合的汪机、薛己、韩懋，还有行医时间稍晚于王纶的万全、李时珍、徐春甫等。总之，王纶所处的历史阶段，医学呈现繁荣景象，是医学"百家争鸣"的新时期。

二、生平纪略

王纶，字汝言，生于明景泰四年（1453），卒于明正德五年（1510）；先世居陕西铜川，五代时迁居浙江慈溪。王纶幼时习儒，其父、其兄以及王纶皆身体多病，服药效果多不明显。因此，其父感叹乡医之愚昧，时常勉励王纶及其兄长学医。当王纶兄长当家主事之后，购买《神农本草经》《黄帝内经》以及李东垣、朱丹溪等名家之书，研读三年，颇有所得；特别是对朱丹溪之学术思想，王纶之兄大加推崇。兄长的举动深深影响了王纶，继而开始精研岐黄之学。明成化二十年（1484）王纶中进士；曾任礼部郎中，后又于正德间迁右副都御史巡抚湖广，政绩颇丰。王纶虽然忙于仕途，却也精研岐黄之学，"朝听民诉，暮疗民疾"，为民疗疾，往往药到病除，而且著述立说。其一生勤奋治学并坚持临床实践，终于成为一代名医。其代表作《明医杂著》，对后世产生了深远影响。

（一）大医之德

唐·孙思邈在《备急千金要方·大医精诚》中指出："凡大医治病，必当安神定志，无欲无求，先发大慈恻隐之心，誓愿普救含灵之苦。若有疾厄来求救者，不得问其贵贱贫富，长幼妍蚩，怨亲善友，华夷愚智，普同一等，皆如至亲之想。亦不得瞻前顾后，自虑吉凶，护惜身命。见彼苦恼，若己有之，深心凄怆。勿避险巇、昼夜、寒暑、饥渴、疲劳，一心赴救，无作功夫形迹之心。如此可为苍生大医，反此则是含灵巨贼。"孙思邈阐明了"大医"必备的高尚品德。王纶自幼年开始学习儒家典籍，深受儒家思想的影响，在从医过程中，也以孙思邈提出的"大医精诚"要求自己。据《慈溪县志》记载，王纶"朝听民诉，暮疗民疾，历著其验"。其视病者如亲眷，以病者之所苦为己痛，在当地传为美谈。王纶不仅医德高尚，而且医术精湛。其继承朱丹溪的学说和诊疗经验，辨证准确；特别是对于某些久治不愈的杂病，往往能药到病除。明·钱薇在《〈明医杂著〉注序》中称"今所注《明医杂著》，乃屡试屡验"。同时，又附上其叔东圩公的病例，对王纶之医术大加赞扬。明·薛己亦肯定王纶精湛的医术，称其"至于人之疢疾，治无不验"。同时，从王纶著作中所记载之医案，亦可看出其治病用药往往在数日便可痊愈；其处方谨守病机，集众家之长，对临床杂病的诊治可谓游刃有余。

（二）著书立说

王纶一生著述较多，但由于年代久远，《名医问答》《节斋医论》《节斋小儿医书》《医论问答》已经散失。现如今留世著作，仅有《明医杂著》《节斋公胎产医案》《本草集要》三部。明弘治十三年（1500），其将《神农本草经》与李东垣、朱丹溪等所著书互参，删繁节略，三易其稿，历时四年，终于编著完成《本草集要》。此书是对李东垣、朱丹溪等著名医家有关药性认识的总结，丰富了药物的性能和功效理论。弘治十五年（1502），《明医杂著》成书。此书主要对明以前著名医家的经典论述进行总结并加以评述，特别是其中蕴含的温补思想，对于后世温补学派的形成影响颇大。《节斋公胎产医案》，约成书于明成化十六年（1480）至明正德五年（1510）间，是专门的妇产科医案；书中详细记载了妇女胎前、产后的生理特点及各种杂病的辨治思路，属于中医妇科的经典之作。此外，《名医问答》《节斋医论》《节斋小儿医书》《医论问答》诸书，虽然已无从查考，但是从其书名尚可简窥一二。《名医问答》《节斋医论》《医论问答》，当记载王纶对于人体生理、病证、病因病机等方面的认识。《节斋小儿医书》为一本专门的儿科学专著。王纶为官之隙尚不忘以医治病救人，治病救人之际尚存著书立说之心，对于中医学术的传承与发展，做出了重要贡献，实为良医。王纶的三部著作，对后世产生了深远的影响，至今仍为医家所关注。特别是《明医杂著》一书，是研究朱丹溪学术及丹溪学派的重要参考书。

王纶年谱

明景泰四年（1453） 王纶出生。

明成化二十年（1484） 31 岁。举进士，继而步入仕途。

明弘治间（1488—1505） 事任礼部郎中，后又于正德间迁右副都御史巡抚湖广。

明弘治十三年（1500） 47 岁。《本草集要》刊印。

明弘治十五年（1502） 49 岁。《医论问答》《明医杂著》成书。

明正德五年（1510） 王纶去世，享年 77 岁。

明嘉靖二十八年（1549）《明医杂著》刊印。

王纶

著作简介

由于年代久远，王纶部分著作散失。现如今留世著作仅有《明医杂著》《节斋公胎产医案》与《本草集要》三部。佚失的著作，包括《名医问答》《节斋医论》《节斋小儿医书》《医论问答》。现将王纶现存著作简要介绍于下。

一、《明医杂著》

《明医杂著》，共计 6 卷，成书于明弘治十五年（1502），明嘉靖二十八年（1549）刊印。此书为王纶所撰，薛己加注释、按语和医案，合而成书。现在通行之本，是以明嘉靖三十年辛亥宋阳山刻本为底本精校而来。本书内容十分丰富，卷一至卷三为医论及杂病证治，包括发热、劳瘵、泄泻、痢疾、咳嗽、痰饮等内科病证，以及妇产科和五官科病证的辨治。其中，有李东垣、朱丹溪等医家的治法及方论分析等。王纶不仅对明以前著名医家有关上述疾病的论述加以综合，还提出了自己的看法和学术主张，丰富了中医学对于这些疾病诊治的认识。卷三最后附有元·滑伯仁的《诊家枢要》，使内容更加充实。卷四专论风证。卷五论小儿诸病证治。卷六为附方。全书医理通达，加之薛己的注释及附按，使内容更臻完善。本书内容广博，涉及内科、外科、儿科等内容，对中医临证水平的提高，发挥了重要的作用，属于中医临床医生必读之书。

版本概况：《明医杂著》，现存明嘉靖二十八年己酉（1549）刻本、明嘉靖三十年辛亥（1551）宋阳山刻本、明嘉靖三十一年壬子（1552）王朝刻本，以及明万历年间刻本、明刊清聚锦堂藏本、明刊蒋宗瀹校清印本、明刻薛己医案本等。本次整理研究依据版本，是 2009 年中国中医药出版社出版的《明医杂著》，此本是以明嘉靖三十年辛亥（1551）宋阳山刻本为底本，兼与明刊清聚锦堂藏本、明刊蒋宗澹校清印本《补注明医杂著》、1981年江苏科学技术出版社铅印本、1995 年人民卫生出版社本整理而成。

二、《节斋公胎产医案》

《节斋公胎产医案》，成书于明成化十六年（1480）至明正德五年（1510）之间，原书已经遗失，现存三个版本。《节斋公胎产医案》是一部专门论述产妇疾病的书籍。全书大概分为三个部分：第一部分为全孕方。主要论述妇人妊娠期间的药物保养和生产之时的助产方剂。其中详述了方剂的具体用法和加减用法，对于妇人妊娠养胎和生产具有重要的指导作用。第二部分为产后生化论。主要阐述妇人生产之后的生理特点，并附产后生化汤及其用法。其中，王纶不仅吸收了明以前著名医家对于生化汤的认识和使用经验，而且根据临床实际情况详述了生化汤的加减变化，为后世傅青主生化汤的创立奠定了基础。第三部分为产后诸证治法。主要论述产后脱肛、癫狂、血晕、血崩、盗汗等病证的病因病机和治则治法，对于中医治疗产后杂病有重要指导作用。全书共收载产后病证 33 种，方剂 66 首，对中医妇科学的发展影响深远。

版本概况：现存清康熙五十年辛卯（1711）退思堂刻本（藏于上海中医药大学图书馆），清道光十七年丁酉（1837）抱珠山房刻本（藏于浙江省中医药研究院和国家图书馆），清抄本（藏于广东省立中山图书馆）。退思堂刻本，是经贾青南校订后现存最早的刻本，属善本；抱珠山房刻本，则是经周文华重校后的刻本；清抄本抄录年代不详。本次整理研究，依据的2015 年中国中医药出版社出版之《节斋公胎产医案》，是以退思堂刻本为底本，以抱珠山房刻本为主校本，清抄本为参校本整理而成。

三、《本草集要》

《本草集要》，共计 8 卷，成书于明弘治十三年（1500）；现存明正德五年（1510）刊本及多种明刊本；此书"凡三易稿，历四寒暑而书成"。《本草集要》分为三部，一改以玉石为首之旧例，而以草为首；又以"人为万物之灵"，故列人部于最后。上部，卷之一为总论，包括《神农本草经》序例、陶弘景等论汤药丸散之分量修治、制方用药之法、李东垣用药经验等。内容属于对明以前著名医家有关论述和本草著作内容的总结，拓展了对明以前本草著作的研究范围。中部，卷之二至卷之六，载药 545 种；药物分类体系与宋代的《证类本草》相似，分草、木、菜、果、谷、石、兽、禽、虫鱼、人等部。每药之下，述君臣佐使、性味归经、阴阳、良毒、畏反等；后列主治、单方，节录前人论述，末加王纶按语。本书内容，不仅丰富了对于药物的认识，而且以方说药，以药论证，属于本草编排的一种新形式。其后，明·张介宾《景岳全书·本草正》、明·李时珍《本草纲目》的编排体系，均与《本草集要》类似。下部，卷之七、卷之八为药性分类，病分12 门，门下分类，各类均列相应药物，简述药性。此书是王纶结合《神农本草经》及李东垣、朱丹溪等名家医籍整理而成，附有王纶按语。本书内容详备，对于中药学研究有着十分重要的参考意义。

版本概况：现存明正德五年（1510）罗汝声刻本（藏于中国医科大学图书馆），明嘉靖八年（1529）朱廷立刻本（藏于中国国家图书馆、日本国立国会图书馆），明万历三十年（1602）刘龙田刻本（藏于上海中医药大学图书馆），刊刻年份不详的明刻本（藏于中国中医科学院图书馆）。现存版本，均非初刻本。罗汝声刻本为五卷残本；刘龙田刻本缺序，卷六末多出西页，卷三、卷八部分残脱，未见刊刻年份、堂号及刘龙田字样。中国中医科学院所藏明刻本缺序，未见刊刻年份、堂号；唯朱廷立刻本为完本。本次整理研究，依据 2015 年中国中医药出版社出版之《本草集要》；其校注以日本国立国会图书馆藏朱廷立刻本为底本，以中国中医科学院藏明刻本为主校本，以上海中医药大学图书馆藏刘龙田刻本为参校本，并以《证类本草》及所引诸书进行他校。

王纶

学术思想

一、学术渊源

中医学术的发展，经过了漫漫的历史长河；自古迄今，许多医家在中医历史上大放光彩，对中医学术的传承与发展，发挥了十分重要而关键的推动作用，从而也形成了诸多医学流派与分支，呈现出百家争鸣的繁荣景象。朱丹溪的学医之路，以《黄帝内经》《神农本草经》和《伤寒杂病论》为基础，学习先贤医典，同时旁参李东垣、刘完素、张从正三家之书，汲取三家之长，终成一家之说，成为金元时期"滋阴学派"的创始人。同时，朱丹溪学医十分注重对于《黄帝内经》的研读。孔子云："不学诗，无以言。"（《论语·尧曰篇第二十》）朱丹溪更有"不读《内经》，无以学医"的深切感受。如其学医之初，苦读《黄帝内经》数年，并根据《黄帝内经》理论，医好母亲所患脾病，因而感触良多。王纶私淑朱丹溪，其学医之路、学术渊源与朱丹溪颇为相似。王纶认为，医道门派繁多，各执一端，故学医宜简不宜繁，宜精不宜乱。鉴于《黄帝内经》重在阐述医道，王纶主张在深研《黄帝内经》的基础上，旁参张仲景、李东垣、刘完素与朱丹溪之学术，当以经典为基，各家为石，既要勤求古训，又要博采众方。因此，王纶在《明医杂著》中，提出"宜专主《内经》，而博观乎四子"，阐明了"外感法仲景，内伤法东垣，热病用河间，杂病用丹溪"的学医思路。王纶面对诸多的医学流派，规划出一条明朗的成才道路，对后世医家和学者多有启示，产生了深远的影响。

（一）私淑朱丹溪

关于王纶的师承，尚无相关文献记载，唯一可以确定的是王纶是朱丹溪的私淑弟子。因此，许多学者将王纶归为"滋阴派"，如民国谢观著《中国医学源流论》记载："又有虞抟、王纶，亦丹溪一派之学也。"笔者从现有文献分析，参考有关学者的考证，发现在朱丹溪众多弟子及私淑弟子中，王纶的辨治思路、用药特点与朱丹溪最为接近。王纶对于朱丹溪学说的继承与发挥，主要体现在以下几个方面。

1. 论阳有余，阴常不足

朱丹溪所著《格致余论·阳有余阴不足论》曰："日实也，亦属阳，而运于月之外；月缺也，属阴，禀日之光以为明者也。人身之阴气，其消长视月之盈缺。"朱丹溪以自然界的日月变化类比人身，提出"阳常有余，阴常不足"的学说。王纶十分认同朱丹溪"阳常有余，阴常不足"的观点。如《明医杂著·补阴丸论》曰："但世之人火旺致病者十居八九，火衰成疾者百无二三。"《明医杂著·发热论》曰："又若劳心好色，内伤真阴；阴血既伤，则阳气偏胜而变为火矣。是谓阴虚火旺劳瘵之症，故丹溪发阳有余阴不足之论，用四物加黄柏、知母，补其阴而火自降。此用血药以补血之不足者也。"王纶在临证中发现，火热伤阴导致的疾病繁多，且变化多端；遂感叹朱丹溪的学说颇为精到，并大赞其滋阴论，赞叹"丹溪先生发明先圣之旨，以正千载之讹，其功盛哉"。王纶还自创补阴丸，发挥朱丹溪的滋阴论，并用于疾病诊治。

有学者通过聚类分析发现，王纶在药物使用上，用药之四气、五味与朱丹溪最近；在药物功效和归经上，也与朱丹溪较为接近。如二人都擅长使用寒性、温性、苦味、辛味药，且使用清热、化痰、理气药较多。但王纶使用滋阴药的剂量往往是朱丹溪的两倍；其对苦味、甘味药的使用频率也都明显高于朱丹溪。王纶确实宗朱丹溪之旨而辨证，如：小便不禁的原因，王纶认为主要是"膀胱火邪妄动，水不得宁"；梦遗精滑的原因，王纶认为主要是"邪火动于肾中，而水不得宁静"。其将邪火伤阴，阴虚火旺，归为导致疾病的主要原因。至于导致阴虚的原因，王纶提出"且少年肾水正旺，似不必补，然欲心正炽，妄用太过；至于中年，欲心虽减，然少年所丧既多，焉得复实？及至老年，天真渐绝，只有孤阳，故补阴之药，自少至老，不可缺也"（《明医杂著·补阴丸论》）。认为阴虚之证的发生，主要跟人的生活习性有关。因此，基于治未病的思想，主张首当纠正不良的生活习性，切不可等阴伤再施补救之法，必徒劳无功。

2. 论小儿肝常有余，脾常不足

王纶将儿科疾病多归属于肝、脾二经。如将急惊的病因，归为"有余之症，属肝木、心火阳邪太旺"；将急惊变为慢惊的病因，归为"脾损阴消"；将小儿好睡的病因，归为"脾虚困倦"等。关于小儿"肝常有余，脾常不足"的生理特点，朱丹溪早已提出。朱丹溪通过对小儿的观察，发现小儿生长旺盛，生机蓬勃，与木行十分相似，而肝属木，因此小儿"肝常有余"。朱丹溪在《格致余论·慈幼论》中还提出："人生十六岁以前，血气俱盛，如日方升，如月将圆。惟阴长不足，肠胃尚脆而窄，养之之道不可不谨。"提示小儿尚有"脾常不足"的生理特点。因此，儿科疾病往往伴有脾虚。王纶在《明医杂著·小儿病多属肝脾二经》中明确指出："小儿病，大率属脾土、肝木二经。肝只是有余，有余之病似重急，而为治却易，见效亦速；脾只是不足，不足之病似轻缓，而为治却难，见效亦迟。二经为病，惟脾居多，用药最要分别。"论中明确将小儿之病归结于肝、脾二经，并指出肝病多表现为有余，脾病多表现为不足。因此，王纶主张治疗儿科疾病时，应当将泻有余之肝与补不足之脾结合起来，即攻补兼施。此外，关于小儿"肝常有余，脾常不足"的生理特性，明·万全著《育婴家秘·五脏证治总论》曰："肝属木，旺于春，春得少阳之气，万物之所以发生者也。儿之初生曰芽儿者，谓如草木之芽，受气初生，其气方盛，亦少阳之气方长而未已，故曰肝有余；有余者，乃阳自然有余也。"万全著《幼科发挥·五脏虚实补泻之法》曰："肝常有余、脾常不足者，此却是本脏之气也。盖肝乃少阳之气，儿之初生，如木方萌，及少阳生长之气，渐而壮，故有余也。肠胃脆薄，谷气未充，此脾所不足也。"

3. 论治病不出乎气血痰郁

王纶在《明医杂著·丹溪治病不出乎气血痰郁》中指出："丹溪先生治病，不出乎气血痰，故用药之要有三：气用四君子汤，血用四物汤，痰用二陈汤。又云：久病属郁，立治郁之方，曰越鞠丸。盖气、血、痰三病，多有兼郁者，或郁久而生病，或病久而生郁，或误药杂乱而成郁。故余每用此方治病，时以郁法参之。气病兼郁，则用四君子加开郁药，血病、痰病皆然。故四法者，治病用药之大要也。丹溪又云：近世治病，多不知分气血，但见虚病，便用参、术。属气虚者固宜矣，若是血虚，岂不助气而反耗阴血耶？是谓血病治气，则血愈虚耗，甚而至于气血俱虚。故治病用药，须要分别气血明白，不可混淆！"王纶在此论中，阐释了朱丹溪"气血痰郁"的杂病辨治体系。王纶在临床诊治中，治疗气病用四君子汤，治疗血病用四物汤，治疗痰病用二陈汤，同时也重视郁证诊治。

（二）本于经典理论

1. 研读并深悟《黄帝内经》之道

历史上许多医家，深研《黄帝内经》，阐释和发挥《黄帝内经》，并用以指导临床实践，终成一代名医大家，如王纶之前的刘完素、李东垣、朱丹溪等。王纶深感《黄帝内经》的重要性，认为诸家学说之根本在于《黄帝内经》。如刘完素的学说，是对《黄帝内经》五运六气理论的发挥；李东垣的学说，是对《黄帝内经》脾胃理论及饮食劳倦致病理论的发挥。因此，王纶十分强调以《黄帝内经》为本的重要性。如《明医杂著·仲景东垣河间丹溪诸书孰优》，提出"宜专主《内经》"，将学习《黄帝内经》作为习医之基础，同时也视为成为大医的必经之路。《黄帝内经》之理论广博深奥，对王纶学术思想和临证经验之影响难以尽书。如王纶遵循《黄帝内经》"正气存内，邪不可干"的理论，强调正气在疾病发生过程中的重要性，在临床上要时时注意顾护人体之正气等。详见本书"临证经验"。

2. 推崇《伤寒论》辨证论治思想

《伤寒论》为东汉张仲景所著，书中阐明了"六经辨证"及施治的原则，体现了理、法、方、药的有机结合。一方面，王纶十分重视张仲景学术的重要性，认为学医当以《黄帝内经》为基础，同时要旁参张仲景的《伤寒论》，特别是对于张仲景的处方思路，王纶给予高度评价，认为时医处方当效法张仲景。另一方面，王纶还发张仲景之未发。如《明医杂著·伤寒时气病后调养》曰："凡伤寒时气大病热退之后，先服参、芪甘温之药一二服，以扶元气，随后便服滋阴生津润燥之药。"这是伤寒热退之后的调理措施。亦即，伤寒热退之后，当首先服用人参、黄芪等甘温药物以扶元气，然后服用麦冬、生地黄等甘凉之品以养阴润燥。同时，王纶还创造性地提出"小儿八岁以下无伤寒"的观点，在前人基础上有所发挥。王纶不仅继承了张仲景的处方思路和对于伤寒病因病机的认识，而且创造性地提出伤寒热退之后的调理措施，丰富了伤寒病热退之后的调治理论与方法。

（三）汲取各家学说

1. 秉承李东垣补益脾胃理论

《素问·太阴阳明论》曰："脾脏者，常著胃土之精也，土者，生万物而法天地。"《黄帝内经》认为，脾胃在五行属土，是其余脏腑精气的根本来源。因此，一方面，只有保持脾胃不亏，气血化生有源，方能保证人体的正常生命活动。另一方面，李东垣所处时代战乱较多，百姓流离失所，生活难以得到保障，经常饥饱无度，大伤脾胃。因此，李东垣所见之病例多属脾胃亏虚。正如明·孙一奎在《医旨绪余·列张刘李朱滑六名师小传》中所云："金元扰攘之际，人生斯世，疲于奔命，未免劳倦伤脾，忧思伤脾，饥饱伤脾。"因此，李东垣以《黄帝内经》作为理论基础，以临床经验作为立论之根本；强调"人以胃气为本"，阐明"重脾胃"的思想。李东垣重视脾胃的思想，为王纶所充分继承。如《明医杂著·枳术丸论》曰："人之一身，脾胃为主。胃阳主气，脾阴主血；胃司受纳，脾司运化；一纳一运，化生精气；津液上升，糟粕下降，斯无病矣。人惟饮食不节，起居不时，损伤脾胃；胃损则不能纳，脾损则不能化；脾胃俱损，纳化皆难；元气斯弱，百邪易侵，而饱闷、痞积、关格、吐逆、腹痛、泄痢等症作矣。"王纶在理法方药各方面的观点，均体现出重视脾胃的思想，其不仅主张顾护脾胃以"治未病"，在疾病治疗过程中亦强调顾护脾胃，防止用药太过损伤脾胃。还主张病后调护脾胃，防止疾病复发。

在方药方面，李东垣创制补中益气汤，治疗"气高而喘，身热而烦，其脉洪大而头痛，或渴不止，其皮肤不任风寒而生寒热"；创制枳术丸"开胃进食"等，均得到王纶的认可。王纶在《明医杂著·枳术丸论》中，大力赞扬这两个方剂治疗脾胃病的效果。如称枳术丸"此法一补一消，取饮食缓化，不令有伤。李东垣加陈皮一两，名枳术橘丸，治老幼元气衰弱，饮食少进，久服令人多食而不伤"；并将之加减化裁，应用于临床实践，往往效若桴鼓。然而王纶一生所留医案与著作甚少，在《明医杂著》中虽有多处论及，但多为论述某病某证应用补中益气汤之法，而未详细论及相关病例或补中益气汤的具体应用。

2. 汲取刘完素火热病机学说

刘完素生活的年代，战乱纷起，热病流行。因此，一方面，刘完素深研《黄帝内经》五运六气理论，从运气角度探讨火热病机。另一方面，在刘完素生活的年代，时医用药多偏温燥，用之过多往往化火伤阴。基于以上两方面的原因，刘完素深研《黄帝内经》，结合自己的临床经验，提出"六气皆从火化"的病机观点，阐明"以火热析病机，用寒凉治热病"的火热论，开创寒凉派。刘完素认为，火热之根本病机，在于阳气怫壅闭郁，郁则闭塞而不通，不通则火热内生。刘完素关于火热的认识为王纶所继承，王纶在《明医杂著》中论述疾病病机也常从郁火入手。如论头痛"属郁热，本热而标寒"；论耳鸣耳聋是"痰火上升，郁于耳中而为鸣，郁甚则壅闭"所致；论鼻塞是"肺经素有火邪"所致；论小便不禁是"膀胱火邪妄动，水不得宁"所致；论男子阴痿是"郁火甚"所致；论梦遗遗精是"湿热内郁，中气浊而不清"所致。总之，王纶将多种疾病的病因病机归为郁火，并从开郁降火立法制方。

3. 旁参张从正祛邪以安正之法

张从正作为攻邪派的代表人物，私淑刘完素；其论病首重"邪气"，对于汗、吐、下三法及运用有独特的见解。对于邪气的划分，张从正从天、地、人三方面，提出著名的"三邪理论"，即将邪气划分为天邪、地邪和人邪。如《儒门事亲·汗吐下三法该尽治病诠》曰："夫病之一物，非人身素有之也。或自外而入，或由内而生，皆邪气也……天之六气，风暑火湿燥寒；地之六气，雾露雨雹冰泥；人之六味，酸、苦、甘、辛、咸、淡……故天邪发病多在乎上，地邪发病多在乎下，人邪发病多在乎中，此为发病之三也。"张从正认为，人体之疾病多是由天邪、地邪和人邪这三类邪气所引起的，因此主张祛邪以安正。同时，张从正从《黄帝内经》对于药物的认识入手，论药物之四气五味，与阐述药物功效相结合。如《儒门事亲·汗下吐三法该尽治病诠》："辛甘淡三味为阳，酸苦咸三味为阴。辛甘发散，淡渗泄，酸苦咸涌泄。发散者归于汗，涌者归于吐，泄者归于下；渗为解表，归于汗；泄为利小溲，归于下。"张从正以辛、甘之药行汗法，以酸、苦、咸之药行吐法，以淡之药行下法。至此，将药物的性味与功效进行关联，指导攻邪法的临床运用。王纶一方面继承了朱丹溪"滋阴"和李东垣"补土"的学说，同时又不否定张从正攻邪思想在疾病治疗中的重要作用，因此主张攻逐邪气，保存正气。王纶对此虽无具体论述，但从其医案中可以体会到基本思路。如在泄泻的治疗上，王纶主张以苦寒之品，攻下湿热，认为湿热得下，腑气通畅，泄泻自止。同时，王纶运用攻邪之法，是以正气不亏、气血充盛为前提，并不妄用攻邪之法；实乃师法张从正的攻邪思想，而不拘泥于张从正攻邪之法。

4. 践行钱乙之儿科学术思想

对于中医儿科贡献最大的医家，当首推宋代钱乙。钱乙吸纳先贤智慧，结合自己的临床经验，指出小儿的生理特点之一，是"脏腑娇嫩，形气未充"，即"五脏六腑成而未全……全而未壮"；但"呼为纯阳，元气未散"（《颅囟经·脉法》），具有生机蓬勃、发育迅速的特点。而在脏腑之不足中，肺、脾、肾三脏尤为突出。在病变上，钱乙提出小儿具有"脏腑柔弱，易虚易实，易寒易热"（《小儿药证直诀·原序》）的特点，因此容易感受病邪，且疾病在小儿传变迅速，变化多端。因此，钱乙主张小儿疾病当顺应其生理特征，尽早施治，灵活施治。王纶充分肯定了钱乙的上述观点。如《明医杂著·小儿用药不宜峻厉》曰："小儿惊药，皆些小丸散，多峻厉，取其易于成功，以之治肝心有余之症，对病则可，中病宜即止，不可以为常也。病势轻浅，只用轻剂，病退便宜和中调理。如牛黄丸三四十味，乱杂殊甚；凉惊丸非气壮实、肝火旺者，不宜；抱龙丸亦多不见效，且麝、脑香辛太甚，走散真气，又伤脾胃，元气虚则病愈生矣。"王纶强调，治疗小儿疾病，应当辨证准确；对确有实邪者，方可用攻邪之法；但选药应尽量平和，药量亦应谨慎；对于"走散真气，又伤脾胃"的药物，应当慎重使用；在用药过程中，还应密切关注疾病转归，中病即止，防止药过伤正；用药之后，还应调理脾胃。

二、学术特色 🦢

（一）脾胃之本，气血阴阳皆要兼顾

1. 补益脾胃重气血化源

《明医杂著·枳术丸论》曰："人之一身，脾胃为主。胃阳主气，脾阴主血；胃司受纳，脾司运化；一纳一运，化生精气；津液上升，糟粕下降，斯无病矣。人惟饮食不节，起居不时，损伤脾胃。胃损则不能纳，脾损则不能化；脾胃俱损，纳化皆难；元气斯弱，百邪易侵，而饱闷、痞积、关格、吐逆、腹痛、泄痢等症作矣。况人与饮食，岂能一一节调，一或有伤，脾胃便损，饮食减常，元气渐惫矣。"王纶十分重视脾胃对于气血化生的重要性，主张通过调理脾胃以达到治愈疾病的效果。关于脾胃的重要性，早在《黄帝内经》中就有明确记载。《黄帝内经》只对脾胃专设《素问·太阴阳明论》，来论述其发病规律和病变特点，而对其他脏腑则无此专论，此足以说明《黄帝内经》对脾胃的重视。李东垣在《脾胃论·胃虚元气不足诸病所生论》中，提出"无虚邪，则风雨寒不能独伤人，必先中虚邪，然后贼邪得入矣"。又曰："若胃气一虚，脾无所禀受，则四脏经络皆病。""欲知人百病皆由脾胃衰而生也。"他非常重视脾胃在疾病发生发展中的重要性，认为疾病的发生是以脾胃亏虚为基础的；通过补益脾胃的方法，使中焦不亏，则疾病可愈。王纶继承《黄帝内经》重视脾胃的理论，以及李东垣关于脾胃的独特见解，注重通过补益脾胃使气血生化有源，从而达到"虚者补之"的目的。同时，王纶继承李东垣调理脾胃的治法，通过补脾气、健脾阳促进其运化功能的正常发挥，从而达到治愈疾病的目的。

如《明医杂著·妇人女子经脉不行》曰："妇人女子经脉不行，有脾胃损伤而致者，不可便认作经闭血死，轻用通经破血之药。遇有此症，便须审其脾胃如何？若因饮食劳倦损伤脾胃，少食恶食，泄泻，疼痛，若因误服汗下攻伐药，伤其中气，以致血少而不行者，只宜补养脾胃，用白术为君，茯苓、芍药为臣，佐以黄芪、甘草、陈皮、麦芽、川芎、当归、柴胡等药。脾旺则能生血，而经自行矣。"

对于女子经脉不行之虚证，王纶将其病因归于"脾胃损伤"。女子之月经"满而溢"，只有脾胃不亏，人体气血化生有源，方可化生月经。如若脾胃亏虚，不能将后天之饮食水谷转化为营血，则月经化生无源，则可能发为闭经。因此，王纶治疗女子经脉不行之虚证，主张"补养脾胃"；以人参、黄芪等补养脾气，以芍药、当归滋补脾阴。脾阴脾阳充足，气血化生有源，冲任二脉调畅，月经自行。此即所谓"脾旺则能生血，而经自行矣"。

又如，《明医杂著·妇人半产》曰："养胎全在脾胃，譬如钟悬于梁，梁软则钟下坠，折则堕矣。故白术补脾，为安胎君药。"明·卢和在《丹溪纂要》中曰："凡妊娠调理，以四物去地黄加白术、黄芩为末，常服甚效。""凡妇人胎前诸疾，只须以四物汤为主，看证加减调治。"妊娠期间，血液聚集以养胎，易成偏亏之象，此乃妊娠之常理。且妇人有妊则碍脾行，脾运迟则湿邪聚，湿郁而生热，故胎前血虚夹热是妊娠重要的病机之一。朱丹溪重视脾胃在胎元孕育和成长中的重要性，因此主要从补养脾胃的角度安胎，擅长应用白术调理妊娠。王纶继承朱丹溪之说，其安胎之法，也主张以调理脾胃为主，故将白术奉为"安胎君药"。

再如，《明医杂著·惊后目动咬牙》曰："惊后目微动及切牙，固为肝虚，亦虚中有热。虚者，血不足；热者，气有余。水不足无以制火，而火动故也。但牙床属胃，脾胃虚而有热，亦见微咬，不可专归肝肾。当以补脾为主。"《素问·至真要大论》曰："诸风掉眩，皆属于肝。"是指一切具有动摇之象的疾病，如抽搐、癫痫等，其病机皆归属于肝。王纶继承《黄帝内经》的上述理论，但其认为"水不足无以制火，而火动故也"。亦即，肝风之动得之肝藏血的功能异常，肝血不足导致肝失所养，内风由生；而肝藏之血，来源于后天脾胃所化生；脾胃虚衰，化生不足，则肝无血可藏，血虚而风动。因此，王纶认为治疗惊后目动咬牙之病证，不仅应从肝入手，还应以补脾为主。若脾胃不亏，气血化生充足，肝血得养，肝风得潜，其病自愈。

2. 斡旋中焦以调理气机

李东垣在《脾胃论·天地阴阳生杀之理在升降浮沉之间论》中曰："万物之中，人一也，呼吸升降，效象天地，准绳阴阳。盖胃为水谷之海，饮食入胃，而精气先输脾归肺，上行春夏之令，以滋养周身，乃清气为天者也；升已而下输膀胱，行秋冬之令，为传化糟粕，转味而出，乃浊阴为地者也。"《明医杂著·枳术丸论》曰："人之一身，脾胃为主；胃阳主气，脾阴主血；胃司受纳，脾司运化；一纳一运，化生精气；津液上升，糟粕下降，斯无病矣。"王纶主张通过调理脾胃之升降，而达到调和一身之气机的目的。因脾胃处于中焦，心肺在其上，肝肾在其下，实际是人体气机运行的中心环节，对于调节气机之升降起着十分重要的作用。如《明医杂著·丹溪治病不出乎气血痰郁》曰："吾妻尝胎漏，忽日血大崩，遂晕去；服童便而醒，少顷复晕；急煎服荆芥，随醒随晕；服止血止晕之药不效，忽然呕吐。予以童便药汁，满于胸膈也，即以手探吐之，少间吐出米饭及蓄菜碗许。询问其由，适方午饭后着恼，故即崩而不止。予悟曰：因方饱食，胃气不行，故崩甚。血既大崩，胃气益虚而不能运化，宜乎服药而无效也。急宜调理脾胃，遂用白术五钱，陈皮、麦芽各二钱，煎服之。服未半而晕止，再服而崩止。遂专理脾胃，服十数剂胃气始还，然后加血药服之而安。若不审知食滞，而专用血崩血晕之药，岂不误哉！"

在上述病案中，王纶之妻因"胎漏""血大崩"，导致气血不足，清窍失养遂致"晕去"。王纶初以"止血止晕之药"治疗，俱不效。后针对其"适方午饭后着恼"的病因，以及"出米饭及齑菜碗许"这一表现，认识到其病之根本在于脾胃，是由于脾胃之升降异常，导致暴注下迫而为崩漏。服药之不应，不在用药之误，而在脾胃虚弱不足以运化补血之药，气机升降失常而难以复气血之运行，补益不成反而加重了脾胃的负担。因此，王纶从调理脾胃升降入手，以白术健脾，陈皮助运，帮助脾主升的功能恢复正常；不治血而治脾胃，不补血固涩而复中焦之升降。脾气健运，中焦气机升降恢复正常，血崩血晕方止。

3. 顺应喜温特性促脾气健运

王纶继承李东垣的学说，提出健脾补脾之法，实际上需要顺应脾喜温这一生理特性。因此，其在补脾健脾的药物中，往往佐以温热之品，使脾阳得复，脾气健运，脾阴滋润。《金匮要略·脏腑经络先后病脉证》曰："五脏病各有所得者愈，五脏病各有所恶，各随其所不喜者为病。"关于脾之喜恶，早在《黄帝内经》中便有详细论述。如《素问·脏气法时论》曰："脾恶湿，急食苦以燥之。"指出脾喜燥恶湿的生理特性。因此，脾之病变多与湿邪密切相关，且二者互为因果。《素问·经脉别论》曰："饮入于胃，游溢精气，上输于脾。脾气散精，上归于肺，通调水道，下输膀胱。水精四布，五经并行，合于四时五脏阴阳，揆度以为常也。"脾主运化，脾气虚衰不能运化津液，津液运行不循常道，往往导致湿邪内聚。湿邪困阻脾气，则脾之升发与运化功能异常。然湿为阴邪，若想脾无湿邪，首先当使其无寒。因此，脾具有喜温恶寒的生理特性，脾胃之不足多源自脾胃所喜不遂。因此，补脾之药多为甘温之品，以少火之品生气。这一理论，历代医家皆有所认识。直到李东垣在《脾胃论·脾胃盛衰论》中明确提出："夫脾胃不足，皆为血病，是阳气不足，阴气有余。"又曰："脾胃不足，是火不能生土，而反抗拒，此至而不至，是为不及也。"阐明了脾喜温的生理特性，提示了治脾胃不足证之关键。王纶据此创生化汤，用当归、川芎补益阴血，佐以干姜温脾健运，旨在使脾的功能恢复正常，阴血得以化生；在应用人参、黄芪、白术等补脾气的药物之中，王纶佐以附子或干姜温热之品，以顺应脾的生理特性，促进脾气生成。

4. 阐发"脏真濡于脾"，重视脾阴

《明医杂著·枳术丸论》曰："近世论治脾胃者，不分阴阳气血，而率皆理胃所用之药，又皆辛温燥热助火消阴之剂；遂致胃火益旺，脾阴愈伤；清纯中和之气，变为燥热；胃脘干枯，大肠燥结，脾脏渐绝，而死期迫矣。"王纶在《明医杂著·枳术丸论》中，赞同李东垣重视脾胃的理论，主张应用黄芪、党参等甘温之品补益脾胃，佐以陈皮、枳实等药调理中焦气机。同时，其继承朱丹溪的"脾阴"理论，反对在治脾的过程中一味补脾气、温脾阳，因甘温药物之温热药性易化生火热而损伤脾阴。因此，王纶主张将温补脾阳与滋补脾阴结合起来，使脾之阴阳平衡，方为正确的补脾方法。正如其在《明医杂著·疟疾》中所云："以扶持胃气为本，又须分别阳分、阴分而用药。"王纶虽未在此明确提出脾阴的概念，但是可以看出，其将脾胃之气与脾胃之阴放到同等重要的地位，将补脾的重点放到调平脾之阴阳，二者兼顾而不偏废。

脾阴之说起源于《黄帝内经》，但《黄帝内经》并未明确提出脾阴的概念，却可从中探寻到一定痕迹。如《素问·生气通天论》论及"脾气不濡"。《素问·五运行大论》曰："脾其性静兼，其德为濡，其用为化。"《素问·平人气象论》曰："脏真濡于脾。"《灵枢·本神》论及"脾藏营"等。这些阐述，不仅间接阐述了脾阴的来源，还阐述了脾阴的生理功能和病变状态，为后世之研究奠定了理论基础。朱丹溪继承《黄帝内经》理论，对脾阴之说加以发挥。如《丹溪心法·鼓胀》曰："脾土之阴受伤，转输之官失职，胃虽受谷不能运化，故阳自升阴自降，而成天地不交之否。"明确提

出"脾土之阴"，并详细阐述其功能。

王纶明确论及"胃火旺，脾阴虚"的病变及治法。如《明医杂著·枳术丸论》曰："若人能食好食，但食后反饱难化，此胃火旺、脾阴虚也，加白芍药（酒炒）一两五钱，人参七钱，石膏（火煅）一两，生甘草五钱，黄连（炒）、香附（炒）、木香各四钱。"此外，王纶对相关病证，还有以下论述。

《明医杂著·枳术丸论》曰："若素有痰火，胸膈郁塞，咽酸噎气，及素有吞酸吐酸之症，或有酒积，泄泻结痛，此皆湿热也，加黄连（姜汁炒）、白芍药（酒炒）、陈皮各一两，石膏、生甘草各五钱，缩砂、木香各一钱，川芎四钱。"

《明医杂著·枳术丸论》曰："若胸膈不利，过服辛香燥热之药，以致上焦受伤，胃脘干燥，呕吐，噎膈，反胃，加黄连（姜炒）、山栀仁（炒）各五钱，白芍药、当归各一两，桔梗、生甘草、石膏各三钱。"

《明医杂著·泄泻》曰："白术二钱，白茯苓、白芍药（炒）各一钱五分（以上三味乃泄泻必用者），陈皮一钱，甘草（炙）五分。"

《明医杂著·痢疾》曰："黄芩（炒）、黄连（炒）各五分，白芍药（炒）二钱（以上三药乃痢疾之必用者），木香、枳壳（炒）各五分，甘草（炙）三分，槟榔一钱，上姜，水煎服。若腹痛，加当归一钱五分，缩砂一钱。再加木香、芍药各五分。"

《明医杂著·妇人女子经脉不行》曰："若因饮食劳倦损伤脾胃，少食恶食，泄泻，疼痛；若因误服汗下攻伐药，伤其中气，以致血少而不行者，只宜补养脾胃，用白术为君，茯苓、芍药为臣；佐以黄芪、甘草、陈皮、麦芽、川芎、当归、柴胡等药。"

以上所述，皆是由于湿热、饮食失宜等损伤脾胃。王纶在治疗上，本着治病求本的原则，祛除导致脾胃虚衰的根本原因；同时佐以健脾之药，防止脾胃再伤。从所用补脾之药来看，王纶又将健脾气与养脾阴结合起来；除了用白术、茯苓、人参等药健脾除湿，同时佐以白芍药、当归等药补益脾阴。此乃继承朱丹溪脾阴学说的体现。

朱丹溪的脾阴学说，与《黄帝内经》有所不同。《素问遗篇·刺法论》曰："欲令脾实……宜甘宜淡。"亦即，甘淡的药物，如山药、薏苡仁、白扁豆、茯苓等温而不燥、滋而不腻之品，有滋补脾阴之功效。朱丹溪另辟蹊径，在《格致余论·阳有余阴不足论》中提出："人受天地之气以生，天这阳气为气，地之阴气为血，故气常有余，血常不足。"其将阴与血归为一类，故所用补阴之法应用四物汤颇多。王纶继承朱丹溪重视脾阴的思想，同时继承朱丹溪滋阴养脾的用药特点，以芍药等养血药滋补脾阴，防止邪气更伤脾阴，促进疾病痊愈。

《明医杂著·风症》曰："问：自倒仓后，常觉口中痰甚而有热，颇易饥，有痰，常少用石膏泻之稍可。答：倒仓后胃虚，不可用石膏。脾胃阴血虚则阳火旺，火能消食，故易饥。暂用石膏泻胃火，故觉效，然非正法，只以白术补脾，而用白芍药生血，甘草缓中泻火，陈皮、茯苓行痰，则王道之治也。"施行倒仓法之后，脾胃损伤，导致阳气不能收敛而出现发热。此时当知此热非实热燔灼，而是虚火妄动，即"脾胃阴血虚则阳火旺，火能消食，故易饥"。治之不可以石膏清热泻火，苦寒之品只会更损已亏之脾胃，当以补脾胃之法，使脾胃功能恢复，发热自除。运用补脾之法，王纶又兼顾脾气与脾阴，既以白术补脾益气，又以白芍"生血"滋补脾阴，调平脾之阴阳。脾为生痰之源，脾气虚衰，运化无力，津液无以运行，则聚而为痰为饮。因此，佐以陈皮、茯苓行脾气，燥脾湿，化痰饮；炙甘草调和诸药，使攻者攻，补者补，各行其道，方为王道。

5. 顾护脾胃功能以防传变

王纶强调，在疾病中当注意顾护脾胃，防止因脾胃受伤而导致疾病传变。一方面，《黄帝内经》中强调"脾脏者常著胃土之精也，土者生万物而法天地"(《素问·太阴阳明论》)，当重视胃气。另一方面，《黄帝内经》又论及不重视脾胃的危害。如《素问·阴阳应象大论》曰："阳胜则身热，腠理闭……腹满，死。"又曰："阴胜则身寒……寒则厥，厥则腹满，死。"此皆属脾胃亏虚导致"腹满"，是疾病预后不良的表现。李东垣在《脾胃论·脾胃虚实传变论》中指出："故夫饮食失节，寒温不适，脾胃乃伤。此因喜怒忧恐，损耗元气，资助心火。火与元气不两立，火胜则乘其土位，此所以病也。"其将饮食所伤，作为导致脾胃内伤的重要原因之一。因此，王纶强调在疾病中顾护脾胃的重要性，认为只有饮食得当，脾胃不伤，才能有益于疾病的好转与康复。如其在治疗劳瘵中，强调要"节调饮食，勿令泄泻"；在治疗"大小便白"时，强调"节饮食"等，皆是防止饮食不当而再伤脾胃，使疾病迁延恶化，难以治愈。

6. 病后调补脾胃扶虚补损

王纶非常注重在疾病之后补益脾胃。一方面，脾胃为后天之本，气血生化之源，而病后多表现为正气亏虚的状态，因此补虚当从脾胃入手，使脾胃功能恢复正常，气血化生有源，各脏腑方能得以营养，正虚乃复。另一方面，病后脾胃的正常运化尚未恢复，此时若是直接用大补之品，而不考虑脾胃运化怠缓的状态，补益之品不仅难以达到生化气血的作用，而且会加重脾胃的负担，使已亏之脾胃更虚，进而酿生痰、饮、瘀血等病理产物。因此，病后补虚应重视脾胃，将补益脾胃与调理脾胃之气机结合起来，方能促进脾胃功能的恢复，亏虚之正气方能恢复，防止疾病复发。如王纶治疗湿热导致的泄泻，湿热去后主张"用参、芪等药以补之"，实乃防止湿热乘脾胃之虚而复结导致缠绵难愈。

王纶病后重视脾胃，还体现在疾病治疗过程中，或在应用有损脾胃的治法之后补养脾胃。脾胃秉承土德，为后天之本，也是全身气血脏腑之根本，因此用药损伤脾胃，便会造成正虚不能运药的僵局，以致疾病不解。《脾胃论·脾胃虚则九窍不通论》曰："真气又名元气，乃先身生之精气也，非胃气不能滋之。"此言元气有待胃气之充养方能充足。王纶继承李东垣的思想，重视病后补益脾胃，以使元气充足，祛除余邪，防止疾病复发。因此，在疾病治愈以后，王纶应用补益脾胃的药物，一方面，防止余邪再发，疾病反复；另一方面，旨在培补正气。

王纶还就"倒仓法"易伤脾胃及善后调理提出看法。《丹溪心法·论倒仓法》曰："倒仓法，治瘫劳蛊癫等证，推陈致新，扶虚补损，可吐可下。用黄色肥牯牛腿精肉二十斤或十五斤，顺取长流急水于大锅内煮，候水耗少再添汤，不可用冷水，以肉烂渣为度。滤去渣不通风处，温服一钟，伺膈间药行，又续续服至七八钟。病患不欲服，强再与之。必身体皮毛皆痛，方见吐下。寒月则重汤温之。"朱丹溪论述了倒仓法的使用方法及适应证，并用其治疗其师许文懿顽疾的方法，收效甚佳。同时，朱丹溪还认为倒仓法可作为养生法门。如《丹溪心法·论倒仓法》曰："人于中年后行一二次，亦却疾养寿之一助也。"倒仓法的核心，在于"推陈致新，扶虚补损"，祛病延年。王纶就此在《明医杂著·风症》中指出："倒仓后胃虚，不可用石膏。脾胃阴血虚则阳火旺，火能消食，故易饥。暂用石膏泻胃火，故觉效，然非正法；只以白术补脾，而用白芍药生血，甘草缓中泻火，陈皮、茯苓行痰，则王道之治也。"王纶认可倒仓法的效果，但同时对倒仓法的使用予以补充。他指出倒仓法大吐大泻损伤脾胃，其对机体造成的损害程度，一方面取决于病邪的性质与病人的正气状况，另一方面与施行倒仓法之后的调护密切相关。因此，王纶主张在应用倒仓法之后，当"以白术补脾，而用白芍药生血"，平补脾阴脾阳，顾护因倒仓法损伤之脾胃。也有学者认为，王纶列举了当时一些病人运用此法所产生的种种变证，并予以辨证治疗，这实际上是对朱丹溪"倒仓法"的间接批评，而非补充与说明。此乃各家争议之处，学者当斟酌取舍。

（二）脏腑亏虚，明辨病机多在气血

1. 气血为重当明分

《明医杂著·丹溪治病不出乎气血痰郁》曰："丹溪又云：近世治病，多不知分气血，但见虚病，便用参、芪；属气虚者固宜矣，若是血虚，岂不助气而反耗阴血耶？是谓血病治气，则血愈虚耗，甚而至于气血俱虚。故治病用药，须要分别气血明白，不可混淆！"王纶批评时医但见虚证，往往便言气血两虚，不详辨证便一并投以补气生气之品；不知补气药温燥易伤阴血，养血药黏腻易困气机，为害甚广。同时，王纶继承朱丹溪学说，并结合自己的临床体会，认为在虚证的治疗当中应该明辨气血之分；反对时医一见虚证便用人参、黄芪等补益之品，气虚得之固佳，若是血虚或者阴虚，得甘温药性之助，则阴益亏而火益盛，有百害而无一利。如《明医杂著·枳术丸论》曰："近世论治脾胃者，不分阴阳气血，而率皆理胃所用之药，又皆辛温燥热助火消阴之剂，遂致胃火益旺，脾阴愈伤，清纯中和之气，变为燥热；胃脘干枯，大肠燥结，脾脏渐绝，而死期迫矣。"《明医杂著·发热论》曰："间有颇知发热属虚而用补药，则又不知气血之分，或气病而补血，或血病而补气，误人多矣。故外感之与内伤，寒病之与热病，气虚之与血虚，如冰炭相反，治之若差，则轻病必重，重病必死矣，可不畏哉！"因此，王纶十分重视审证求因，通过疾病的外在表现，明确判断出患者究竟是属于气虚还是血虚，在明分气血的基础上，采用适宜的治疗方法，以此为补虚的基本原则。王纶关于补虚明辨气血的论述较多。如"间有颇知发热属虚而用补药，则又不知气血之分，或气病而补血，或血病而补气，误人多矣。故外感之与内伤，寒病之与热病，气虚之与血虚，如冰炭相反，治之若差，则轻病必重，重病必死矣，可不畏哉"（《明医杂著·发热论》）。又曰："误服参、芪等甘温之药，则病日增，服之过多则不可治。盖甘温助气，气属阳，阳旺则阴愈消。前项病症，乃阴血虚而阳火旺，宜服苦甘寒之药以生血降火。世人不识，往往服参、芪以为补，予见服此而死者多矣。"（《明医杂著·发热论》）"此病（劳瘵）大忌服人参，若曾服过多者亦难治。"（《明医杂著·劳瘵》）

《明医杂著·发热论》曰："若夫饮食、劳倦，为内伤元气。此则真阳下陷，内生虚热，故李东垣发补中益气之论，用人参、黄芪等甘温之药，大补其气而提其下陷，此用气药以补气之不足者也。又若劳心好色，内伤真阴，阴血既伤，则阳气偏胜而变为火矣，是谓阴虚火旺劳瘵之症，故丹溪发阳有余、阴不足之论，用四物加黄柏、知母，补其阴而火自降，此用血药以补血之不足者也。益气补阴，皆内伤症也。一则因阳气之下陷，而补其气以升提之；一则因阳火之上升，而滋其阴以降下之：一升一降，迥然不同矣。"

针对发热，王纶提出，首先当辨别外感、内伤，认为"外感、内伤乃大关键"。内伤发热，王纶认为其根本原因是"饮食、劳倦"。亦即，饮食和劳逸失常导致体内正气不足，虚阳无以制约而发热。内伤发热之中，王纶又明辨导致发热的原因是属于气虚还是血虚，分而治之。气虚发热，则用李东垣补中益气汤，用人参、黄芪等甘温之药"大补其气而提其下陷"，以达到"甘温除大热"的目的。阴虚发热，则用朱丹溪四物汤加黄柏、知母，大补阴血，滋阴降火，使阴与阳平，"补其阴而火自降"。如若不辨气血阴阳，对阴虚发热投以人参、黄芪等甘温之药，药物温热之性助长体内亢盛之火热，则火热愈盛，阴血愈虚；对气虚发热投以熟地黄、白芍等滋腻药物，则更碍气机运行，诱发痰、饮、瘀血等病理产物；投以黄柏、知母等苦寒之品，则更损阳气，加重气虚。

《明医杂著·发热论》曰："凡酒色过度，损伤脾肾真阴，咳嗽吐痰，衄血、吐血、咳血、咯血等症，误服参、芪等甘温之药，则病日增，服之过多则不可治。盖甘温助气，气属阳，阳旺则阴愈消。前项病症，乃阴血虚而阳火旺，宜服苦甘寒之药以生血降火。世人不识，往往服参、芪以为补，予见服此而死者多矣。愚按前论治验，见于各类。"王纶针对养生失宜，脾肾真阴损伤，以致咳嗽吐痰、衄血、吐血、咳血、咯血者，指出其本已有脾肾真阴损伤，吐痰、吐血等更加耗伤已亏之阴血，故此类疾病以"阴不足"为主要病机。他主张治疗当以苦寒之品滋阴降火，同时应时时顾护阴血，防止已亏之阴血更虚；留得一分阴液，便有一分生机。然补气药甘温，助热生火，不仅不能达到补气生血的目的，而且不宜于疾病的治疗与康复，往往使疾病恶化。

王纶辨治疾病，强调明辨气血阴阳的目的，在于调整气血阴阳之间的平衡。《素问·生气通天论》曰："阴平阳秘，精神乃治；阴阳离决，精气乃绝。"又曰："凡阴阳之要，阳密乃固，两者不和，若春无秋，若冬无夏。因而和之，是谓圣度。"皆是强调导致疾病发生与发展的关键，在于阴阳失去平衡。气属阳，血属阴，气血之间失去平衡，阴阳相对平衡的状态被打破，则发生疾病。《素问·至真要大论》曰："谨察阴阳所在而调之，以平为期。"因此，王纶强调治病之根本目的，在于恢复阴阳之间的相对平衡，从而使全身机能正常。如若见虚证则乱投补益，只会使偏亢一方更加亢盛，偏虚一方更加虚衰，有百害而无一利。如《明医杂著·补阴丸论》曰："古方滋补药，皆兼补右尺相火。不知左尺原虚，右尺原旺，若左右平补，依旧火胜于水。只补其左、制其右，庶得水火相平也。右尺相火固不可衰，若果相火衰者，方宜补火。"

中医认为，肾阴肾阳为全身阴阳之根本，因此许多医家以补益药治疗虚证都从补肾入手，然补肾又分温补肾阳和滋补肾阴两法。古代许多医家，皆是强调肾阳的作用，喜用附子、肉桂等温热之品，而忽略了肾阴的作用。因此，对于各种虚证皆佐以培补肾阳，温命门之火。王纶扼腕叹息，认为胡乱补阳对于阳虚者固佳，对于阴虚阳亢的患者，由于本身肾阴亏虚，肾阳偏亢，再佐以温补之品，只会更加助长亢盛之阳气，损伤亏虚之阴气，使阴阳不平衡的状态更加严重。因此，补肾之正治之法，当求肾中阴阳之平和，"若果相火衰者，方宜补火"，使阴平阳秘，则肾虚乃复，气化乃成。

2. 四君入脾调元气

《明医杂著·气虚血虚》曰："气虚补气，用四君子汤。"王纶继承朱丹溪治气虚之理论，将四君子汤作为治气虚之基础方剂。四君子汤，出自《太平惠民和剂局方》。原书记载："治荣卫气虚，脏腑怯弱，心腹胀满，全不思食，肠鸣泄泻，呕哕吐逆，大宜服之……人参（去芦）、甘草（炙）、茯苓（去皮）、白术各等分，上为细末。每服二钱，水一盏，煎至七分，通口服，不拘时，入盐少许，白汤点亦得。常服温和脾胃，进益饮食，辟寒邪瘴雾气。"四君子汤，由人参、白术、茯苓、甘草四味药组成。人参大补元气，可补五脏元气，为治疗气虚所致"五劳七伤，虚损，肺脾阳气不足，短气少气，肠胃中冷，心腹鼓痛，胸胁逆满，霍乱吐逆，反胃"等疾病的要药，故为君药；白术、茯苓燥湿健脾，使气血化生有源。同时，白术"缓脾生津"，既可达到"少火生气"的效果，还可平补脾气脾阴，保持阴阳平衡。炙甘草调和诸药，同时可以"补三焦元气，健胃和中"。四药合用，专于生气，药简力专，功效甚佳。

《明医杂著·小儿好睡》曰："若因饮食停滞而作，用四君子汤以健脾胃；用山楂、神曲以消饮食。"《素问·灵兰秘典论》曰："脾胃者，仓廪之官，五味出焉。"脾胃主储藏和消化饮食水谷，饮食停于胃中，不能运化吸收，发为饮食积滞，容易损伤脾胃之气，导致脾虚。此时，饮食积滞是本，脾胃虚弱是标，但消食药物的运化，亦需要以脾胃功能正常为前提。而且，消食药药性峻猛，用之不当容易损伤已伤之脾胃。因此，治疗之法当以补脾胃为主，稍稍佐以消食之品，切不可乱主次、混轻重。王纶治之以四君子汤补益脾气为主，"健脾胃"，佐以山楂、神曲消食化积，以"消饮食"，标本兼治，攻补兼施。

朱丹溪应用四君子汤，不仅限于补益脾胃之气。其继承李东垣的学术思想，认为脾胃之气是元气之中不可缺少的组成部分，脾胃虚则元气不足。因此，一身之气亏损，皆可应用四君子汤加减进行治疗。王纶继承朱丹溪对于四君子汤的认识，将其功效从补益脾胃扩大到补益人身一切亏虚之气，治疗气虚导致的一切疾病。如《明医杂著·气虚血虚》曰："气虚补气，用四君子汤。"如王纶治疗劳瘵"胃气败坏，泄泻便溏"之证，用四君子汤加减，配伍陈皮、半夏、麦芽等调补脾胃；治疗夏月伤暑，暑伤元气之证，以四君子汤加黄芪、麦冬、白芍等，补益正气，敛涩气阴；治疗夏月阴暑所伤，外感暑湿，内伤生冷之证，以四君子汤加厚朴、陈皮等温补阳气，散寒除湿；治疗伤风流涕之证，以四君子汤补益肺气，加上柴胡、升麻益气解表。

王纶以四君子汤加减，治疗气虚所致的多种病证；还以四君子汤为主方，补助元气，预防疾病。如夏月之时，为防止暑热损伤元气，导致中暑、霍乱、泄泻、痢疾等，先以四君子汤加知母、白芍、五味子等扶助正气，预防暑热病证。

3. 黄芪更助温补功

王纶治疗气虚证，除用四君子汤之外，还擅长应用黄芪。黄芪甘温，补益脾肺之气。《神农本草经》记载："黄芪，味甘，微温，无毒。主痈疽，久败疮，排脓止痛，大风癞疾，五痔，鼠瘘，补虚，小儿百病。"可见黄芪可以治疗由于脾气虚衰，气血生化不足所导致的多种疾病。故将黄芪用于四君子汤方中，可增强全方温补益气之功效。王纶在《神农本草经》基础上，提出黄芪"外行皮表，中补脾胃，下治伤寒尺脉不至，是上中下内外三焦之药"（《本草集要·黄芪》），可以补一身亏虚之气。王纶指出，人参、白术、茯苓、黄芪等温热之品，可补益中焦脾胃之气，恢复中焦之气化；佐以炙甘草，既补气又补生气之源泉，实乃灌根救叶之妙招；且炙甘草可以调和药性，使全方性温而不燥，起少火生气之妙，而无壮火食气之弊。因此，治疗气虚之证，王纶以四君子汤加黄芪，借其甘温之性，可增强人参、白术等药的补益功效及全方之温补之功。同时，因黄芪药性温和，可以防止"壮火食气"的弊端。

《明医杂著·备急要方》曰："若夏月伤暑，发热，汗大泄，无气力，脉虚细而迟。此暑伤元气也，服后方。人参、黄芪（蜜炙）、麦门冬（去心）、白芍药、陈皮、白茯苓各一钱，黄连（炒）、甘草（炙）各五分，黄柏三分，白术一钱五分，香薷、知母各七分，上姜，水煎，食前温服。"此方为王纶治疗暑热损伤元气之证的方剂。暑为阳邪，壮火食气，损伤人体正气，会出现"汗大泄，无气力，脉虚细而迟"等临床表现。对于气虚之证，王纶尊崇朱丹溪的思想，以四君子汤加黄芪治之，以补益人体亏虚之正气。暑热内盛，故以黄连、黄柏、知母、香薷清热解暑；以白芍、麦冬顾护易损伤之阴液，以陈皮调理中焦之气机，防止中焦斡旋失司。诸药合用，以补气为主，兼补阴解表祛暑。

《明医杂著·备急要方》曰："若遇劳倦辛苦用力过多，即服后方一二服，免生内伤发热之病。此方主于补气。黄芪（蜜炙）二钱半，人参、麦门冬（去心）、陈皮各一钱，白术、炙草、五味各五分，上姜，枣，水煎，食前温服。劳倦甚，加熟附子四五分。"夏月劳倦过度，损伤元气，导致"内伤发热"。王纶以四君子汤去茯苓加黄芪进行治疗，因甘温之品专于"补气"，甘温又可除热；佐以五味子，略加收敛，补中兼涩，减少元气的耗散。诸药合用，以四君子汤加黄芪，作为核心药物，温补元气，专于温补；元气充足，则火热内潜，虚热自除。

《明医杂著·女子经脉不行》曰："妇人女子经脉不行，有脾胃损伤而致者，不可便认作经闭血死，轻用通经破血之药。遇有此症，便须审其脾胃如何。若因饮食劳倦损伤脾胃，少食恶食，泄泻，疼痛；若因误服汗下攻伐药，伤其中气，以致血少而不行者，只宜补养脾胃；用白术为君，茯苓、芍药为臣，佐以黄芪、甘草、陈皮、麦芽、川芎、当归、柴胡等药。脾旺则能生血而经自行矣。"脾胃虚弱，导致气血生化不足，女子月经化生无源，从而发为闭经，此为"脾胃损伤而致"。王纶认为，治疗上禁用"通经破血之药"，当以四君子汤去人参加黄芪，作为补气之基本方剂；四物汤去熟地黄，作为补血之基本方剂，气血双补；再佐以陈皮、麦芽、柴胡、川芎等疏理脾胃之气机，使补而不滞，补气补血药物能够充分发挥药效。其不用人参，恐其温热，耗伤已伤之血；不用熟地黄，恐其黏腻，阻滞已亏之气。

4. 四物治血兼养阴

《明医杂著·丹溪治病不出乎气血痰郁》曰："丹溪先生治病……血用四物汤。"王纶继承朱丹溪治疗血虚证的经验，以四物汤为主方加减化裁，作为治血虚证之基础方。四物汤出自《太平惠民和剂局方》，原书记载："调益荣卫，滋养气血。治冲任虚损，月水不调，脐腹疼痛，崩中漏下，血瘕块硬，发歇疼痛，妊娠宿冷，将理失宜，胎动不安，血下不止，及产后乘虚，风寒内搏，恶露不下，结生瘕聚，少腹坚痛，时作寒热。当归（去芦，酒浸，炒）、川芎、白芍药、熟干地黄（酒洒，蒸）各等分，上为粗末，每服三钱，水一盏半，煎至八分，去渣，热服，空心，食前。若妊娠胎动不安，下血不止者，加艾十叶，阿胶一片，同煎如前法。或血脏虚冷，崩中去血过多，亦加胶、艾煎。"四物汤以熟地黄、当归、川芎、白芍四味药组成。方中熟地黄滋阴养血，王纶称之"大补，血衰须用之"，可广泛应用于血虚导致的"劳热，老人中虚燥热，男子五劳七伤，女子伤中，胞漏下血，破恶血，尿血，产后血虚脐腹痛"等病证，故为君药。白芍药养血柔肝，当归补血效果较强，"治血通用"。故王纶认为此方用于"妇人产后备急，男子补虚速效"；白芍药、当归合为佐药，共同加强熟地黄滋阴养血的功效。川芎为"血中之气药"；当归又可行血，缓解白芍、熟地黄滋腻难化之性，使全方补而不滞。诸药合用，药性平和，堪称补血之第一方药，故被王纶广泛应用于血虚导致的各种病证之中。如王纶治疗阴虚所致午后咳嗽，以四物汤为基础方，加上黄柏、知母、贝母等，滋阴降火，敛肺止咳；治疗妇人产后，阴血虚，阳无所依，浮散于外导致的发热，王纶用四物汤补阴血，使阳归于阴，发热自除。

5. 风药升提助止血

王纶治疗血证，除擅长应用四物汤，还善用柴胡、防风等风药。王纶认为，一方面，血实者取风药能辛散行气的特点，止血而不留瘀，可加强全方宁血止血的功效；且风药温燥，可防止用药寒凉，酿生瘀血。另一方面，风药辛散走窜，可引导气血流通，恰如其分地弥补了养血药黏腻难化的弊端。故对于血虚之证，王纶亦善配入风药，使补而不滞以收奇效。出血性疾病，主要分为虚、实两个方面。王纶用风药止血，主要是针对出血属虚证者。虚证多是由于脾气虚衰，不能固涩血液所导致，而风药多具升提之性，升提脾之清气，可以达到止血的效果。如王纶以血崩生化汤，治疗"产后血崩"，以生化汤加减大补气血，加上荆芥升提脾气，达到治血疗崩的目的；以滋荣益气止崩汤，治疗"产后崩漏"，在四君子汤加四物汤大补气血的基础上，加上白芷、荆芥、升麻等风药，以加强止血的效果。

6. 擅用地黄

在四物汤的应用过程中，关于地黄一药，王纶也颇有独到见解。王纶在《本草集要·干地黄》中指出，生地黄"入手太阳经、少阴经，凉血生血，补肾水真阴不足，泻脾中湿热及血热"。认为生地黄大补阴血，其补血功效强于熟地黄。同时，因其药性寒，对于血热耗血导致的血虚当用生地黄。然生地黄寒凉，容易损伤脾胃，王纶称其"胃寒者斟酌用之"。因此，对于脾胃虚弱之人当改用熟地黄。王纶应用四物汤治疗血虚有热之证，改四物汤熟地黄为生地黄，既补阴血又可避免助长火热邪气。如治疗火热动血导致的血痢，王纶在止痢原方基础上加上加减四物汤，易熟地黄为生地黄，滋阴养血，凉血止痢。红痢日久，不仅血虚，更有脾胃虚弱，王纶在止痢原方基础上加上加减四物汤，专补气血。用熟地黄而不用生地黄，是由于脾胃虚弱，恐耗伤之胃气难耐生地黄之寒凉。

王纶除擅长应用生地黄，还指出熟地黄的适用范围与应用禁忌，用之得当可收斩关夺将之功。如《本草集要·干地黄》曰："酒蒸熟则微温，入手足少阴经、厥阴经。大补，血衰须用之。滋肾阴，益气力，利耳目。主血虚劳热，老人中虚燥热，男子五劳七伤，女子伤中，胎漏下血，破恶血，尿血，产后血虚脐腹痛。"王纶有关熟地黄功效的论述，对于后世医家认识和应用熟地黄多有启示。然熟地黄性黏，滋腻难化，脾胃气虚者用之难以运化，反会酿生痰湿。因此，对于气血两虚之病证，王纶通常不用熟地黄，或佐以理气之药兼治。

《明医杂著·拟定诸方》曰："治小儿肝经火旺，目睛频动，痰气上升，或壮热惊搐，面色红，脉有力，脾胃无伤，宜泻肝火。川芎八分，当归（酒洗）、柴胡、橘红、枳壳（炒）、天麻各六分，甘草四分，茯苓、白芍药（炒）各八分，黄连（酒炒）四分，薄荷三分，上每服二钱，姜，水煎服。"小儿具有"肝常有余，脾常不足"的生理特点，因此对于小儿肝火旺盛，损伤阴血，加上"痰气上升"，所致"目睛频动，或壮热惊搐，面色红，脉有力"之证，王纶以四物汤去熟地黄滋补阴血。究其去掉熟地黄的原因，乃是因为小儿脾气虚衰，虽然有柴胡、橘红、枳壳等理气药助之，用之亦恐怕难以运化；且熟地黄性热，虽有黄连等苦寒之品监制，用之亦恐助长小儿旺盛之肝火。故王纶制方以四物汤去熟地黄滋阴降火，佐以黄连苦寒之品，增强降火之功效；内有痰湿，故以茯苓燥湿健脾；橘红、枳壳调理脾胃气机，将治痰与治气结合起来，气顺则痰自消。同时，理气药可防止补血药之滋腻难化，助长肝火。柴胡、天麻、薄荷，疏肝气，降肝火；与补血药配合，可标本兼治。

7. 四物入附有奇效

《明医杂著·气虚血虚》曰："虚甚者，俱加熟附子。"王纶应用四物汤补血，对于血虚严重者还加上熟附子，增强全方补血功效。熟附子可温阳散寒，同时为"百药之长"，为"通行诸经引用之药"。将其配伍于四物汤中，可有助于全方补血功效的发挥。熟附子大辛大热，通达十二经脉，而血具有"喜温而恶寒"的生理特性。因此，在四物汤中加入熟附子，可以使其补而不滞，防止补血药呆腻妨碍脾气。同时，在四物汤基础上加上附子，又有阳中求阴之意，通过补阳而间接达到生血的目的。

然而，王纶现存著作中，未见四物汤与附子配伍应用的医案与举例。薛己批注《明医杂著》时，在《明医杂著·气虚血虚》之下，加入以下医案："一男子，发热，烦渴，头痛，误行发汗，喘急，腹痛，自汗，谵语，用十全大补加附子治之，熟睡唤而不醒，及觉，诸症顿退，再剂而痊。"此案气血两虚导致诸多病证。因此，薛己治以十全大补汤加附子，使"诸症顿退，再剂而痊"。附子与补血药配伍，促进阴血生成，实发王纶之未发，可见补血药加附子确有疗效更佳。

（三）邪正关系，决定攻邪扶正先后

对于邪正之间的关系，王纶并未明确阐述，但是可从其医案管中窥豹。《素问遗篇·刺法论》曰："正气存内，邪不可干。"《素问·评热病论》曰："邪之所凑，其气必虚。"均强调疾病的发生和发展，是以正气亏虚和邪气亢盛为前提的。正气虚当补益正气，使人体亏虚的气血津液得以恢复；邪气实当祛邪去实，将外来、内生之邪气祛除。因此，王纶在疾病治疗中，

以补虚和攻邪为基本治疗原则；根据邪正状态之不同，或先攻邪后扶正，或先扶正后攻邪，或攻补兼施。

1. 邪盛病证先祛邪安正

王纶虽未明确论述攻邪的重要性，但对许多疾病都主张祛邪以安正。如对于湿热导致的泄泻，王纶提出"惟用苦寒泻湿热，苦温除湿寒则愈"（《明医杂著·泄泻》），主张以苦寒之品，清热除湿，通因通用。分析王纶这一思想，笔者认为主要是继承张子和的攻邪学说。张子和作为攻邪派的代表人物，其学术思想对后世影响颇大。如《儒门事亲·补论》曰："至于天之邪气，感则害人五脏，实而不满，可下而已；水谷之寒热，感则害人六腑，满而不实，可吐而已；地之湿气，感则害人皮肉筋脉，邪从外入，可汗而已。然发表不远热，而无补之意。"主张将汗、吐、下三法作为攻邪之基本方法，使邪气外出，正气自安。张子和攻邪理论，主要包括因邪致病、论病重邪、祛邪安正三个要点，创立了"病由邪生，攻邪已病"的攻邪学说，此为王纶所继承。王纶一方面继承李东垣和朱丹溪之说，注重扶助人体之正气，另一方面又汲取张子和之攻邪思想。对于正气亏损不严重，而邪气旺盛的疾病，主张先采用攻邪之法，将邪气祛除体外，邪去则正安。同时，王纶指出，攻邪治法及药物，不仅邪气受之，正气亦受之；故邪气祛除后还当调补正气，使元气回复，脾胃健运，方可使人体气血阴阳恢复平衡。如《明医杂著·泄泻》曰："凡泄泻病误服参、芪等甘温之药，则病不能愈，而或变为黄疸。盖泄属湿，甘温之药能生湿热，故反助病邪，久则湿热甚而为疸矣。惟用苦寒泻湿热、苦温除湿寒则愈。泄止后脾胃虚弱，方可用参、芪等药以补之。"

湿热之邪蕴于肠胃，导致大肠传导的功能出现异常而发为泄泻。王纶认为，此等邪实正气未虚的疾病，湿热偏盛是主要病机；此时当以苦寒之品，如黄芩，黄连之类清热燥湿，湿热去则大肠的功能恢复正常，泄泻停止。若以甘温之品误补，则湿愈滞，热愈盛，疾病非唯不愈，泄泻更甚。正如其所云："甘温之药能生湿热，故反助病邪，久则湿热甚而为疸矣。"（《明医杂著·泄泻》）。然苦寒之药药性多峻猛，用之虽可去病，亦可损伤为湿热所困阻之脾胃。因此，湿热去后当"用参、芪等药以补之"，帮助虚损之脾胃之气恢复。此时，攻邪是为了祛除邪气，扶正是为了保护为邪气所伤之正气，防止疾病反复。

2. 虚实兼夹病证当顾护正气

王纶在《明医杂著》中指出，治虚实兼夹之病证，攻邪法当"量人虚实而用之"。其主张攻邪，但不执泥于攻邪；认为攻邪与扶正法的运用，当以人体正气为基础，视正气之状态而斟酌采用。王纶这种重视正气的思想，很大程度上受到朱丹溪的影响。朱丹溪早年崇尚张子和攻击之法，主张以峻猛之药荡涤体内之邪气，使邪去则正安。然随着从医经历的增长，其对张子和的攻击之法愈感迷惑。后师从罗知悌，尽得真传，方恍然大悟。如《格致余论·张子和攻击注论》曰："于是定为阴易乏，阳易亢，攻击宜详审，正气须保护，以《局方》为戒哉。"可见其反对滥用攻击之法。因攻击之法用之不当，容易损伤人体正气，导致正虚邪不去，因此治疗一方面当以正气为主，保得一分正气，便有一分生机。另一方面，中医认为，邪气亢盛，正气亏虚，此时当以顾护正气为主，正气充足方能祛邪于外；且只有正气充足，脾胃能运化药物，攻击之药方能发挥适当作用，否则便会形成正虚不能运药之僵局。王纶私淑朱丹溪，对于朱丹溪此说颇为赞同，在治疗正气亏虚、邪气亢盛之病证时，以补益正气为主，先扶正后攻邪。例如：

《明医杂著·痰饮》曰："滚痰丸攻泻肠胃痰积及小儿食积痰、急惊风痰甚者，最为要药，常宜合备，但须量人虚实而用之。"滚痰丸为攻逐热痰之要药，其攻痰泻热之力峻猛，若辨证准确可谓立竿见影。王纶强调滚痰丸的应用，当"量人虚实而用之"；对于痰证因虚所致者，不可妄用滚痰丸。若确实内有痰热实邪，但正气亏虚较轻者，当适当减轻滚痰丸的用量，或与补益药物相佐为用。若正气亏虚严重者，则不可用滚痰丸；当先培补已亏之正气，待正气恢复后再议攻邪，正如薛己批注所云："愚按：滚痰丸夺旗斩关、回生起死之剂，必痰滞胸膈，秘结不利，形气病气俱实者，乃可用之。或脾气不能摄涎而上泛，或肾气不能摄水而上溢，苟误认为实痰而用之，祸在反掌，江南人尤慎之。"（《明医杂著·痰饮》）

（四）节斋化痰，标本兼治注重理气

1. 百病多由痰作祟

中医学认为，百病多由痰作祟，怪病多痰，认为人体内有痰蓄积，可能导致各种各样的疾病。王纶在临证中，体会到痰在疾病发生发展中的重要性，因此在《明医杂著·痰饮》中，提出"百病中多有兼痰者"，指出"痰属湿热，乃津液所化，因风寒湿热之感，或七情饮食所伤，以致气逆液浊，变为痰饮。或吐咯上出，或凝滞胸膈，或留聚肠胃，或流注经络、四肢，随气升降，遍身上下，无处不到。其为病也，为喘，为咳，为恶心、呕吐，为痞膈壅塞、关格异病，为泄，为眩晕，为嘈杂、怔忡、惊悸，为颠狂，为寒热，为肿痛。或胸间辘辘有声，或背心一点常如冰冷，或四肢麻痹不仁，皆痰所致。百病中多有兼痰者，世所不知也"。王纶认为，痰在人体内凝滞、留聚、流注，可能导致咳喘、恶心、呕恶、怔忡、惊悸、癫狂等各种疾病，进一步发挥了朱丹溪"百病兼痰"的理论。

2. 从脾论痰兼顾肾

王纶肯定了朱丹溪对于痰的认识与治疗方法。其在《明医杂著·痰饮》中，提出"痰生于脾胃，宜实脾燥湿"的观点，强调实脾在痰证治疗中的重要性。《素问·经脉别论》曰："饮入于胃，游溢精气，上输于脾，脾气散精，上归于肺，通调水道，下属膀胱，水精四布，五经并行。"中医学认为，脾胃主运化水谷精微，脾胃运行滞怠则易生痰、饮、水湿。因此，中医有"脾为生痰之源"之说。如《明医杂著·丹溪治病不出乎气血痰郁》曰："丹溪先生治病，不出乎气血痰，故用药之要有三……痰用二陈汤。"笔者通过数据挖掘发现，朱丹溪治痰除用二陈汤为主方外，还善用炙甘草、茯苓、生姜、大枣等补益脾胃之药。究其原因，是由于因痰致病多为本虚标实之证；痰证以"脾气亏虚，运化无力"为本，"津液停聚，蓄而不行"为标。因此，痰证之治疗，朱丹溪以治本虚为主，先益气再治痰。故以人参、茯苓、生姜、炙甘草、大枣之类补脾健运，脾气健运则中焦气机升降正常，津液得以运化，痰湿聚积自消。或在益气的基础上，少佐以半夏、陈皮等燥湿化痰之药，以补为主，攻补兼施。恰如《丹溪心法·痰》所云："治痰法，实脾土，燥脾湿，是治其本。"朱丹溪治痰以调理脾胃为主，实脾又以健运中焦为主，反对滥用温燥之品，或一见有痰动手便攻，如此则痰未能去而正气反伤。此学说亦为王纶所继承，故其在痰证治疗中，也以调理脾胃为重。通过调理脾胃运化功能，使津液归于正化而痰自消散。

王纶在《明医杂著·化痰丸论》中提出："痰之本水也，原于肾；痰之动，湿也，主于脾。"阐明肾与脾在痰湿形成中的作用。后世医家中，也有观点与王纶此说不谋而合者。如清·林珮琴在《类证治裁·痰饮论治》中指出："肾阴虚，火必烁金，火结为痰，为痰火上升，故稠而浊。"清·唐容川在《血证论·痰饮》中指出："下焦血虚气热，津液不升，火沸为痰。"明·缪希雍在《神农本草经疏》中亦曰："由于阴虚火炎，上迫乎肺，肺气热则煎熬津液，凝结为痰，是谓阴虚痰火，痰在乎肺而本乎肾。"

总之，王纶不仅重视脾之运化，而且重视肾在痰之形成中的重要作用。王纶这一思想，对后世痰证学说的发展影响颇大。如明·张介宾在《景岳全书·痰饮》中亦明确提出："五脏之病，虽俱能生痰，然无不由乎脾肾。盖脾主湿，湿动则为痰；肾主水，水泛亦为痰，故痰之化无不在脾，而痰

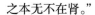

之本无不在肾。"

3. 明辨痰病之标本

王纶继承朱丹溪的治痰思想，注重痰与疾病之间的关系，明确区分到底是因痰致病，还是因病生痰。朱丹溪认为，疾病多因痰而生，理气化痰，消除体内之痰，则疾病自愈，故治病多以痰为重，从顺气化痰入手，"以顺气为先，分导次之"（《丹溪心法·痰》），理气健脾，燥湿化痰。此时，若是只知治病，而忽略痰这一关键因素，治病未能治本，则疾病不能消除。王纶虽未阐明痰之标本问题，但是从其医案和相关论述中，可以发现其继承朱丹溪的理论，却又不拘泥于朱丹溪之说法，而视临床之具体病证，明辨标本，从本论治。例如：

《明医杂著·惊搐》曰："小儿惊搐之症必有痰，或因惊而痰聚，或因痰而致惊。古人治惊方中，俱兼痰药，必须先治其痰，然后泻火清神。若痰壅塞胸膈不去，则泻火、清神之药，无所施其功也。"王纶认为，在小儿抽搐的发生与发展过程中，痰是十分重要的因素，可以说是导致惊搐发生的根本原因。正如其所言"小儿惊搐之症必有痰，或因惊而痰聚，或因痰而致惊"。因此，王纶在治疗惊搐的药物中佐以治痰之品，旨在标本兼治。若是只知治惊，不知治痰，痰邪壅塞胸膈，泻火清神药物亦难以发挥功效。

4. 二陈理气治痰方

王纶在痰证治疗上，对朱丹溪之理法方药多有继承。如朱丹溪强调，在痰证治疗上，当"以顺气为先"；主张"二陈汤总治一身之痰。如要下行，加引下药；上行，加引上药"等。王纶在《明医杂著·丹溪治病不出乎气血痰郁》中提到，"丹溪先生治病……痰用二陈汤"，亦将二陈汤作为治疗痰证的基础方。二陈汤出自宋代的《太平惠民和剂局方》，原书记载："治痰饮为患，或呕吐恶心，或头眩心悸，或中脘不快，或发为寒热，或因食生冷，脾胃不和。半夏（汤洗七次）、橘红各五两，白茯苓三两，甘草

（炙）一两半，上为咀。每服四钱，用水一钱，生姜七片，乌梅一个，同煎六分，去滓，热服，不拘时候。"方中半夏燥湿化痰，且"补阳明"，既治痰又治痰之生化之源，故为治痰要药；陈皮既可燥湿化痰，又可理气行滞，使脾气行则津液无以停聚化痰，乃是"治痰先治气"理论之应用；生姜、茯苓、炙甘草补中健脾，治疗痰湿化生之根本；乌梅收敛肺气，散中寓收，使全方药性平和，贵在节制。诸药合用，攻补兼施，集理气健脾与燥湿化痰于一方之中，既治痰又治痰之生化之源。故朱丹溪称其"一身之痰皆治管"，"但治其痰之所因，使津液各归其经而非痰矣"（《冯氏锦囊秘录·痰饮大小总论合参》）。

王纶继承朱丹溪运用二陈汤的经验，以二陈汤加味治疗痰湿导致的各种疾病。例如：治疗瘴疟、时疟寒热往来之证，以二陈汤减陈皮为基础方，燥湿化痰，祛邪截疟；治疗春季咳嗽，以二陈汤为主方加杏仁、五味子等清气化痰，宣肺止咳。然笔者经研究发现，朱丹溪所用二陈汤，乃是二陈汤之加减方；朱丹溪应用二陈汤，往往去乌梅而不用，乃是因乌梅收敛之性强烈，只有在治痰湿导致的咳嗽、泄泻等需要收涩的疾病时方可使用。不论何种病证一概收敛，往往会造成闭门留寇之危局。王纶虽未言明应用二陈汤时当慎用乌梅，但在《明医杂著·附方》中指出："二陈汤治脾胃虚弱，中脘停痰，或呕吐恶心，或头目不清，饮食少思等症。陈皮、半夏、茯苓各一钱，甘草（炙），上姜，水煎服。"其所应用的二陈汤方中未用乌梅，其书中凡论及二陈汤方，均减去乌梅；只有对需要收敛的疾病，如咳嗽、泄泻等病，才用乌梅。

关于二陈汤在痰证治疗中的加减运用，《丹溪心法·痰》曰："痰在肠胃间者，可下而愈；在经络中，非吐不可，吐法中就有发散之义焉。假如病病，因惊而得，惊则神出舍，舍空则痰生也。血气入在舍，而拒其神，不能归焉。血伤必用姜汁传送。黄芩治热痰，假其下火也。竹沥滑痰，非姜汁不能行经络。五倍子能治老痰，佐他药，大治顽痰。二陈汤，一身之痰都治管，如要下行，加引下药；在上，加引上药。凡用吐药，宜升提其气，便吐也，如防风、山栀、川芎、桔梗、芽茶、生姜、齑汁之类，或用瓜蒂散。凡风痰病，必用风痰药，如白附子、天麻、雄黄、牛黄、片芩、僵蚕、猪牙皂角之类。"王纶继承朱丹溪上述用法，但有所发挥和补充。如《明医杂著·痰饮》曰："若痰在肠胃间，可下而愈，枳实、甘遂、巴豆、大黄、芒硝之类；痰在皮里膜外，非姜汁、竹沥不能及；在四肢，非竹沥不开；在经络中，亦用竹沥，必佐以姜、韭汁。膈间有痰，或癫狂，或健忘，或风痰，俱用竹沥，与荆沥同功。气虚少食，用竹沥；气实能食，用荆沥。痰在胁下，非白芥子不能达。"在具体的用药上，王纶与朱丹溪一样，喜用竹沥、荆沥、生姜汁等；引药方面也多有类似，以姜汁，竹沥达皮里膜外，以竹沥达四肢等。

王纶在《明医杂著·风症》中指出："血药而无行痰、开经络、达肌表之药以佐之，血药属阴，性颇凝滞，焉能流通经络、驱逐病邪以成功也！"王纶除了用二陈汤燥湿化痰，广泛用于治疗风痰、寒痰、湿痰等证，同时还以二陈汤开通经络，与补益药特别是补血药共用，以收奇效。王纶认为，痰若停于经络之中，由于经络阻滞而影响气血运行，日久可造成气虚、血虚等虚证。此时，在治疗上若一味补益，气血不能在脉络中正常运行，补益药物往往不能发挥应有的作用。特别是血虚患者，补血药物滋腻难化；若是不佐以二陈汤开络逐痰，反而会酿生痰浊、瘀血等。如王纶调理脾胃，在四君子汤方基础上，加上陈皮、半夏开络逐痰，旨在"固脾胃之气血，以运行诸药输送各经"（《明医杂著·拟治诸方》）。

（五）调理七情，发挥中医情志学说

王纶认为，情志不畅会影响于心，导致火热内生，加重旧疾和酿生新病。因此，其在《明医杂著·病时静心息虑》中指出："达此理者，必能清心克己。"提出情志调摄的重要性。薛己就此批注曰："病者有思，则心火妄动，而五火翕然随之。"详细阐释了王纶所论情志过极对人体的影响和致病特点，发王纶之未发。王纶有关情志致病及调摄方法的论述，体现了金·刘完素的学术影响。如刘完素在《素问玄机原病式·热病》中指出："五脏之志者，怒、喜、悲、思、恐也……若五志过度则劳，劳则伤本脏，凡五志所伤皆化热也。"认为"五志过度"则"劳伤本脏"，甚则郁而化火而致热病。因此，治病与养生皆当以预防郁火和治疗郁火为核心。关于预防与治疗郁火之法，《素问玄机原病式·火类》曰："形神劳则躁不宁，静则清平也。是故上善若水，下愚如火。"强调调摄情志的关键，在于修养上善若水般的境界；平心静气，慎于喜怒；七情不乱动，五志不化火，疾病方有向愈之机。王纶赞同刘完素的观点，亦认为药物只是治疗疾病的手段之一，情志调摄至关重要；药物作用发挥与否，也往往取决于人之心态。例如：

《明医杂著·劳瘵》曰："然必须病人爱命，坚心定志，绝房室，息妄想，戒恼怒，节饮食，以自培其根，否则虽服良药，亦无用也。"王纶强调，治疗劳瘵一方面要"节饮食"，断绝导致疾病的原因，防止脾胃再伤，精血更亏；又要"坚心定志，绝房室，息妄想，戒恼怒"，调摄情志，防止五志过极化火，损伤已亏之阴血。

《明医杂著·病时静心息虑》曰："昔人有云，我但卧病，即于胸前不时手写死字，则百般思虑俱息，此心便得安静，胜于服药，此真无上妙方也。盖病而不慎，则死必至。达此理者，必能清心克己，凡百谨慎，而病可获痊。否则虽有良药，无救也。世人遇病而犹恣情任性，以自戕贼者，是固不知畏死者矣。又有一等明知畏死，而怕人知觉，讳而不言，或病已重，而犹强作轻浅态度以欺人者，斯又知畏死而反以取死，尤可笑哉！"王纶认为，在疾病的过程中心态十分重要，达观的心态有助于疾病的治疗，否则会影响疾病治疗的效果，甚至会导致郁火内生，而加重疾病。正如薛己在批注中所云："心之官则思。而脾则主于思。病者有思，则心火妄动，而五火翕然随之，脾气益伤，诸脏仍病。故书死字以自警，则百虑息而天君泰然，虽有疾病，勿药自愈矣。"由上可见，王纶十分重视平心静心的作用，并独辟蹊径地提出"手写死字"之法，旨在引导病人"清心克己"。

《节斋公胎产医案·产后血晕》曰："又儿生下时，举家不可喜子慢母，可以顾子忘产，又不可产讫即卧，或忿怒气逆，皆要血逆致晕。戒之，慎之。"对于产后血晕，王纶一方面从产妇的气血运行状况寻找原因，另一方面又将此病之病因归结为情志因素，即大多由于亲属"喜子慢母，顾子忘产"所致。婴孩诞生，举家欢喜，此时不应忽略产妇，使产妇产生悲哀、惆怅的情绪。这种被忽视，被遗忘的感觉，会使产妇情志不畅。而此时产妇刚生产完毕，气血亏虚，在异常情志的影响下，更容易导致气血逆乱而发为血晕。此时，治疗上当从调理情志入手。

王纶还针对病人中的某些现象，指出病者当及时就医，病时当"静心息虑"。如《明医杂著·病时静心息虑》曰："世人遇病而犹恣情任性，以自戕贼者，是固不知畏死者矣。又有一等明知畏死，而怕人知觉，讳而不言；或病已重，而犹强作轻浅态度以欺人者，斯又知畏死而反以取死，尤可笑哉！"王纶在此对社会上讳疾忌医的现象予以批评。早在《韩非子·喻老》中，便有类似的记载。蔡桓公一再延误病情，疾病从腠理传至骨髓，最后丧失性命，着实可悲。因此，王纶一方面主张，病人当及早医治疾病，要以乐观的心态看待疾病；另一方面劝导病人切勿以身染疾病而自觉低人一等，或误以为受人歧视，而徒增焦虑。

（六）遣方用药，反对滥用参芪补虚

补虚药的应用，拥有十分悠久的历史，历来被许多医家所重视。通过对《本草集要》进行分析，发现王纶的药物编排，继承《神农本草经》，重视补虚药物的应用。《神农本草经》根据药性、药效及毒性大小等，将药物

分为上、中、下三品。其中，"上药……主养命，以应天，无毒。多服、久服不伤人。欲轻身、益气、不老延年者，本上经"。"中药……主养性，以应人。无毒、有毒，斟酌其宜。欲遏病，补虚羸者，本中经。"王纶继承《黄帝内经》中"正气存内，邪不可干"与"邪之所凑，其气必虚"的思想，强调补益正气在治疗与预防疾病中的重要性，认为补虚药应用恰当，可以起到立竿见影、起死回生的功效。关于王纶应用补虚药物培补气血，前已详述。然而，《素问·三部九候论》曰："实则泻之，虚则补之。"《中藏经·论五脏六腑虚实寒热生死逆顺之法》曰："虚则补之，实则泻之，寒则温之，热则凉之，不虚不实，以经调之，此乃良医之大法也。"皆强调补虚药只适用于虚证，实证切不可妄用补虚药，却为古今许多医生所忽视。王纶擅长应用四君子汤、四物汤、补中益气汤等补益方剂，人参、附子、干姜等补益药物，但同时强调补虚药的适用范围，强调虚实辨证在疾病辨证中的重要性，反对滥用补益药物。王纶对于湿热所导致的泄泻，提出"凡泄泻病误服参、芪等甘温之药，则病不能愈，而或变为黄疸"（《明医杂著·泄泻》），明确告诫禁用人参、黄芪等甘温药物；若不明辨虚实而滥用温补，甘温之药往往助热生湿，加重泄泻，或演变为黄疸。

王纶

临证经验

一、内科病证 🦅

（一）发热

1. 内伤发热

（1）传承李东垣思想，重视脏腑病机

关于发热，历代医家多从外感而论，唯独李东垣从内伤辨证。其在《内外伤辨惑论·辨阴证阳证》中指出："外感风寒，六淫客邪，皆有余之病，当泻不当补。饮食失节，中气不足之病，当补不当泻。举世医者，皆以饮食失节，劳役所伤，中气不足，当补之症，认作外感风寒有余客邪之病，重泻其表，使营卫之气外绝……可谓差之毫厘，谬以千里，可不详辨乎。"王纶继承李东垣的学术思想，在《明医杂著·劳热》中指出，"南方人称发热为劳发，盖谓劳苦而发热，即东垣内伤之旨也"，赞成从内伤辨治劳热。

王纶还从脏腑角度，以脏腑作为病位，归纳内伤发热的病机，为辨证施治提供了新的思路。如《明医杂著·内伤发热》曰："内伤发热，是阳气自伤，不能升达，降下阴分而为内热，乃阳虚也。故其脉大而无力，属肺、脾。阴虚发热，是阴血自伤，不能制火，阳气升腾而为内热，乃阳旺也，故其脉数而无力，属心、肾。"阐明内伤发热的病位在肺与脾，治疗当温脾肺之阳；阴虚发热的病位在心与肾，治疗当补心肾之阴。

（2）治以甘温除热，结合气血痰郁

关于内伤发热的治疗，李东垣在《脾胃论·饮食劳倦所伤始为热中论》中指出："惟当以辛甘温之剂，补其中而升其阳，甘寒以泻其火则愈

也。"提出著名的"甘温除热"理论，并创立补中益气汤，为内伤发热之圣方。

王纶肯定李东垣"甘温除热"的治则和补中益气汤对于内伤发热的疗效。如《明医杂著·发热论》曰："故东垣发补中益气之论，用人参、黄芪等甘温之药，大补其气而提其下陷，此用气药以补气之不足者也。"同时，其将补中益气汤看作四君子汤合黄芪之加减方，体现出对朱丹溪"气血痰郁"杂病辨治思路的继承。

《明医杂著·劳热》曰："此病（劳热）轻者一二发自愈，重者用东垣法补之，甚则加熟附子。"王纶治疗内伤发热重证时，通常配伍附子。关于王纶对附子的重视，前已论及，故不复赘述。王纶认为，对于内伤发热之重证，以甘温之品升阳已经略显无力，故在此类方中配伍大辛大热之附子，恰如其分地发挥少火之品与壮火之品的优势，热因热用，可取速效。

2. 阴虚发热

（1）结合名家思想自创补阴丸

王纶一方面继承朱丹溪"阳常有余，阴常不足"的学说，重视阴精在人体生命活动中的重要性；另一方面，也重视阳气在人体生命中的重要性。王纶将朱丹溪的滋阴学说，与李东垣的补土学说结合起来，各取所长，自创补阴丸。由此看出，其继承朱丹溪学说，但又不拘泥于此。兹就王纶之补阴丸概述如下。

补阴丸 黄柏（去皮，酒拌，炒褐色）、知母（去皮毛，酒拌，炒忌铁）、败龟板（酥炙透）各三两，锁阳（酥炙干）、枸杞子各二两，熟地黄（酒拌蒸忌铁）五两，五味子一两，白芍药（酒炒）、天冬（去心）各二两，干姜（炒紫色）三钱，寒月加至五钱。上为末，入炼蜜及猪脊髓三条，和药末杵匀，丸桐子大。每服八九十丸，空心淡盐汤送下，寒月可用温酒下。

朱丹溪创制的大补阴丸，主要从滋阴和降火两方面立论。朱丹溪认为，"相火"是导致疾病的根本原因，因此，治病当以苦寒之药潜降相火；相火得潜则阴精不失，故以泻为补。因此，朱丹溪的大补阴丸，以知母、黄柏清泄相火，佐以熟地黄、龟甲滋补阴精，攻补兼施，顾护阴精。王纶继承朱丹溪之说，其"补阴丸"之组方，以苦寒与甘寒相结合；一方面以黄柏、知母苦寒之品潜降相火，另一方面以龟甲、白芍、天冬等甘寒咸寒之品滋补肾阴，补阴而火自降，共同达到滋阴降相火之目的。同时，王纶继承《素问·阴阳应象大论》"精化为气"的理论，认为在补阴药物中，配伍补益肾精的药物，可以使阴气化生有源，故以熟地黄、枸杞子、五味子与锁阳补益肾精，使肾阴化生有源。

脾主运化，药物的吸收与运化，主要依靠脾之运化功能。若脾胃运化功能失常，或因用药损伤脾胃，则补阴不成，反而会酿生痰湿等。因此，王纶在大队补阴药物中，配伍温热之干姜，以促进药物的运化。此实乃将朱丹溪的补阴学说与李东垣的补土学说结合起来，根据治疗需要而灵活变通。

（2）守正创新补阴之内涵

朱丹溪的"阳常有余，阴常不足"学说，见解独到，影响深远。然关于"阳常有余，阴常不足"，后世见解颇为不同。笔者梳理各家观点，认为朱丹溪所谓滋阴，主要体现在以下两个方面：一方面是从相火论出发。如《格致余论·相火论》曰："肝肾之阴，悉具相火，人而同乎天也。或曰：相火，天人之所同，何东垣以为元气之贼？又曰：火与元气不两立，一胜则一负。然则，如之何而可以使之无胜负也？曰：周子曰，神发知矣，五性感物而万事出，有知之后，五者之性为物所感，不能不动。谓之动者，即《内经》五火也。相火易起，五性厥阳之火相煽，则妄动矣。火起于妄，变化莫测，无时不有，煎熬真阴，阴虚则病，阴绝则死。"此论中明确指出相火对人体的危害，认为潜降相火即可补阴。此为以泻为补之法，以苦寒之品清热降火。若相火得潜，则阴液不伤，即是补阴。因此，朱丹溪在《丹溪心法·补损》中，记载大补阴丸只用一味黄柏，潜降相火；三补丸，以黄芩、黄连、黄柏等苦寒之品，清热泻火。另一方面，朱丹溪所言不足之"阴"，包括五脏之阴、血、津液等。如《格致余论·阳有余阴不足论》曰："人受天地之气以生，天之阳气为气，地之阴气为血。故气常有余，血常不足。"他指出此"阴"所指为血，因此将四物汤作为补阴的方剂之一。同时，此"阴"还包含五脏之阴。如朱丹溪主张，饮食清淡以养不足之"脾阴"，戒色戒欲以养不足之"肾阴"等。

王纶深受上述朱丹溪学术思想影响，其书中处处体现其对滋阴学说的应用。如《明医杂著·发热论》曰："前项病症，乃阴血虚而阳火旺，宜服苦甘寒之药以生血降火。"其继承朱丹溪的苦寒滋阴之法，以泻为补，认为泻火即是滋阴。然王纶在《明医杂著·补阴丸论》中又提出："丹溪先生发明补阴之说，谓专补左尺肾水也。"其将朱丹溪所论之"阴"专归于肾水，实为不妥。同时，在《明医杂著》中，王纶多次应用补血药物以滋阴。如《明医杂著·咳嗽》曰："若午后嗽者，属阴虚，即劳嗽也。宜补阴降火，加川芎、当归、芍药、熟地、黄柏、知母、竹沥、姜汁、天门冬、瓜蒌仁、贝母，此专补阴血也。"王纶对于肺阴虚者，用四物汤养血而达到补肺阴的目的，实际上是肯定朱丹溪之阴包含血的范畴，此处又说朱丹溪之"阴"专归于肾水，实为前后矛盾。因此，有学者便提出王纶此言乃是自己的心得，而非朱丹溪原意。因相关研究甚少，笔者陈述于此，以正视听。

3. 内伤发热阴虚发热之辨

关于内伤发热的病因，李东垣提出著名的阴火论。王纶在《明医杂著·发热论》中指出："若夫饮食、劳倦，为内伤元气，此则真阳下陷，内生虚热。"他认为内伤发热主要是因阳气内伤，不能升发而下降阴分所致。

同时，王纶在李东垣基础上，补充论述阴虚发热。认为不仅阳气不能升发，会导致发热；阴气内虚，不能制约阳气，导致阳气升腾，亦可出现发热，充实了内伤发热的辨治理论。

王纶对于内伤发热和阴虚发热的辨证，主要从脉象入手。内伤发热和阴虚发热，都是由于气虚所致，气虚无力鼓动血脉，因此脉象多为无力。然内伤发热与阴虚发热之病机，一为阳虚，一为阴虚，因此内伤发热的脉象多大而无力，阴虚发热的脉象多数而无力。如《明医杂著·内伤发热》所云："脉大而无力为阳虚，脉数而无力为阴虚。"下面具体阐述王纶从脉象入手对发热的辨析。

《明医杂著·内伤发热》曰："内伤发热，是阳气自伤，不能升达，降下阴分而为内热，乃阳虚也。故其脉大而无力，属肺、脾；阴虚发热，是阴血自伤，不能制火，阳气升腾而为内热，乃阳旺也。故其脉数而无力，属心、肾。经曰：脉大而无力为阳虚，脉数而无力为阴虚。无力为虚，有力为实。"关于脉诊的重要性，早在《黄帝内经》便有记载。如《素问·阴阳应象大论》曰："善诊者，察色按脉……观权衡规矩而知病所主，按尺寸观浮沉滑涩而知病所生。"提出诊脉可以判断疾病的部位、病因、性质等，强调脉诊在辨证中的重要性。王纶继承《黄帝内经》理论，认为在疾病辨证过程中，脉诊是不可或缺的重要环节，对于准确诊断病证必不可少；而脉诊主要反映病证的虚实，明辨脉象对于确定治则治法至关重要。

王纶对发热病变进行分类，主要从脉象上入手。脉浮则属外感，不浮则为内伤。内伤之中，王纶又根据脉象特点，以阴阳对病性进行分类，认为脉虚大无力是由于气机虚衰，无以鼓动血行使然；脉数无力是由于阴液亏虚，虚阳妄动所致。同时，王纶还强调，在杂病的诊断之中，抓住脉象便抓住了疾病的真相。疾病在发生发展过程中变化多端，临床表现错综复杂，有时真假虚实难以分清；若辨证不确切，往往对治疗造成很大阻碍，失之毫厘则谬以千里。如《伤寒论》曰："病人身大热，反欲得近衣者，热在皮肤，寒在骨髓也。身大寒，反不欲近衣者，寒在皮肤，热在骨髓也。"阐明了真寒假热证与真热假寒证的鉴别要点。王纶认为脉象可以反映人体气血的状态，能够准确地反映疾病对人体气血造成的变化，从而探寻疾病的本质。因此在辨治疾病的过程中，更重视脉象的诊断意义。其对于某些复杂性疾病舍证从脉，侧重从脉象入手，探寻其病因病机及病变趋势。例如：

《明医杂著·气虚血虚》曰："予尝治一仆人，五月间病热，口渴，唇干，谵语。诊其脉细而迟，用四君子汤加黄芪、当归、芍药、熟附子；进一服，热愈甚，狂言狂走。或曰附子差矣。诊其脉如旧，仍增附子，进一大服，遂汗出而热退，脉还四至矣。又尝治一妇人，亦夏间病热，初用平调气血，兼清热和解之剂，服二三服不应，热愈甚，舌上焦黑，膈间有火，漱水不咽。诊其脉两手皆虚微，而右手微甚。六七日内谵语撮空，循衣摸床，恶症俱见。后用四物汤加黄芪、人参、白术、陈皮、麦门、知母、熟附子；服之一二时，汗出而热退；次日复热，再服仍退；又次日复发，知其虚极也。遂连进十服，皆加附子而安。"

此案患者出现发热、口渴、口唇干燥、谵语等症状；以寻常辨证思路，可能诊断为火热内盛之证。但王纶通过其"细而迟"的脉象，诊断其病机为阳气内虚，是由于阳气虚衰，妄动于内，导致发热；故以温补之品，大补气血。初服之，亏虚之气血尚未恢复，用药温热反而助长妄动之虚火，故出现病情加重的现象。王纶视其为气血虚弱之脉象，故舍证从脉，继续以温补之品大补气血，"仍增附子，进一大服"，气血回复后，发热自除。此案是王纶舍证从脉并大胆用药之成功案例。可见对于病证的诊断，脉象是不可忽视的重要依据，有时当舍证从脉。

（二）咳嗽

1.注重从脾肺论治咳嗽

《明医杂著·咳嗽》曰："咳谓有声，肺气伤而不清；嗽谓有痰，脾湿动而生痰。"此从脾肺论治咳嗽。咳嗽是由于肺失宣发与肃降所导致的疾病。其记载最早见于《黄帝内经》。如《素问·咳论》曰："肺咳之状，咳而喘息有音，甚则唾血。心咳之状，咳则心痛，喉中介介如梗状，甚则咽肿喉痹。肝咳之状，咳则两胁下痛，甚则不可以转，转则两胠下满。脾咳之状，咳则右胁下痛，阴阴引肩背，甚则不可以动，动则咳剧。肾咳之状，咳则腰背相引而痛，甚则咳涎。""胃咳之状，咳而呕……胆咳之状，咳呕胆汁……大肠咳状，咳而遗失……小肠咳状，咳而失气……膀胱咳状，咳而遗溺……三焦咳状，咳而腹满，不欲食饮。"

《黄帝内经》认为，导致咳嗽的原因与五脏六腑皆有关系。脏腑功能的异常，都可能导致肺气失去正常的宣发与肃降而出现咳嗽，因此，《素问·咳论》提出"五脏六腑皆令人咳，非独肺也"，对于后世医家认识和治疗咳嗽影响颇大。王纶继承上述理论，然于五脏之中尤重肺脾，将肺与脾的功能异常，列为导致咳嗽的主要原因。正如其在《明医杂著·咳嗽》所曰："咳嗽者，因伤肺气而动脾湿也。病本虽分六气五脏之殊，而其要皆主于肺。"

王纶治咳嗽方：杏仁（去皮尖）、白茯苓各一钱，橘红七分，五味子、桔梗、甘草（炙）各五分。此方为王纶治咳嗽之主方。咳嗽是由于脾虚生痰，上停于肺导致；其本在脾，其末在肺；治疗当从肺、脾入手，将健脾化痰与调理肺气之宣降结合起来。因此，王纶以杏仁、桔梗、五味子、甘草调理肺气之宣发与肃降，同时以茯苓、橘红运脾气，燥脾湿，旨在肺脾同治，标本兼顾。

2. 明辨肺与脾之主次，气与痰之先后

王纶论治咳嗽的第二个特点，在于明辨肺与脾之主次，气与痰之先后。肺为水之上源，主通调水道。若肺脏自病，不能正常运化水液，导致津液不行，则停为水湿。脾喜燥恶湿，湿邪困脾，影响脾气正常运化，则导致脾虚。此时之病变，以肺为先，脾为后；以肺为本，脾为标。正如王纶在《明医杂著·咳嗽》所曰："因咳而有痰者，咳为重，主治在肺。"咳嗽是由肺导致，疾病由肺及脾，治疗当先顾其肺，以恢复肺的宣发与肃降为首要。肺的宣发与肃降功能恢复正常，能够运化津液，则痰饮化生无源，咳嗽自止。若脾气虚衰，运化失常，导致水湿内停，蓄而为痰；痰湿循肺脉上停于肺，导致肺气宣发与肃降失常，则发为咳嗽。此时疾病的根本在于脾，故《明医杂著·咳嗽》提出："因痰而致咳者，痰为重，主治在脾。但是食积成痰，痰气上升，以致咳嗽，只治其痰，消其积，而咳自止，不必用肺药以治咳也。"一方面，王纶主张从治脾入手，使痰湿化生无源，肺气清肃而不为邪气所扰，则咳嗽自消。另一方面，薛已注解曰："愚按肺属金，生于脾土。凡肺金受邪，由脾土虚弱，不能生肺，乃所生受病。"（《明医杂著·咳嗽》）其肯定王纶补脾以治咳的思想，又从肺脾之母子关系加以发挥，认为脾土不亏，自可化生肺金，而宣降正常，咳嗽自止。王纶在其论中，已明确区分肺与脾、痰与气，孰为标，孰为本，主张治病求本。薛已谓："愚按前论治法最是。"对王纶的观点大加肯定。由此可见，王纶继承了朱丹溪重视痰饮的思想，但在咳嗽的辨治过程中，却又明分痰气之先后，疾病之标本，实乃师于朱丹溪而并不拘泥于朱丹溪。

（三）喘证

1. 喘胀并作辨新旧

关于卒病与痼疾，新发生的病程较短的疾病，叫作卒病；已经发生的病程比较长的疾病，叫作痼疾。关于痼疾与卒病的治疗先后，《金匮要

略·脏腑经络先后病脉证》曰："夫病痼疾，加以卒病，当先治其卒病，后乃治其痼疾也。"其理在于，先治疗卒病，比较容易治愈；卒病得以治愈，可避免发生传变。而痼疾发病时间较长，病情变化的可能性较小，因此可以暂缓治疗。这种先治卒病、后治痼疾的原则，是为了防止卒病与痼疾相合。王纶则指出，两种或多种并发的疾病，旧病往往是新病的根，新病往往是旧病的因。因此，其主张治疗上当先治其根，遏制新病的发生与发展，防止新病进一步传变与恶化。此时新病为标，旧病为本，治病求本便是先治旧病。对于喘与胀并作，王纶在《明医杂著·喘胀》指出"喘则必生胀，胀则必生喘"，认为二者相互影响，往往共同出现，因此辨证首先当"识得标本先后"，然后再先治旧病，以求其本。

2. 肺脾同病求其本

《明医杂著·喘胀》曰："喘与胀二症相因，必皆小便不利，喘则必生胀，胀则必生喘，但要识得标本先后。先喘而后胀者主于肺，先胀而后喘者主于脾，何则？肺金司降，外主皮毛。经曰：肺朝百脉，通调水道，下输膀胱。又曰：膀胱者，州都之官，津液藏焉，气化则能出矣。是小便之行，由于肺气之降下而输化也。若肺受邪而上喘，则失降下之令，故小便渐短，以致水溢皮肤，而生胀满焉。此则喘为本，而胀为标，治当清金降火为主，而行水次之。脾土恶湿，外主肌肉，土能克水。若脾土受伤，不能制水，则水湿妄行，浸渍肌肉；水既上溢，则邪反侵肺，气不得降而生喘矣。此则胀为本，而喘为标，治当实脾行水为主，而清金次之。苟肺症而用燥脾之药，则金得燥而喘愈加；脾病而用清金之药，则脾得寒而胀愈甚矣。近世治二症，但知实脾行水，而不知分别脾肺二症，予故为发明之。"

王纶所言喘是指喘证，所言胀是指水肿。喘证与水肿二者，往往相伴发生，相互影响。因此，王纶提出二者的治疗，当首先辨明孰为新病，孰为旧病，孰为标，孰为本，然后再根据情况辨证施治。肺为水之上源，主通调水道，若是喘证在先，影响肺气的正常宣发与肃降，导致肺行水的功能受到阻碍，则水湿不能正常运化，停蓄体内，弥漫三焦而为水肿。此时，喘证为旧病，水肿为新病。喘证为本，水肿为标，治疗当先治咳喘，恢复肺行水的功能，使津液的运化恢复正常，水液得以正化，水肿自消。此时，若是不辨标本，只顾治脾；治脾之药，如苍术、砂仁等性多温燥，反而会更加消耗肺中津液，造成阴虚水停之证。脾主运化水湿，将饮食消化的水谷精微和水液上承于肺。若是脾气虚衰，则不能正常运化津液，导致津液停聚，发为水肿。水液上泛于肺，肺的宣发与肃降功能受到影响，则发为喘证。此时，水肿为旧病，喘证为新病。水肿为本，喘证为标，治疗当先治水肿，使脾气的功能恢复正常，促进体内水液的正常运化，则水肿消除。水肿一去，水湿邪气无以上泛于肺，肺气的正常宣发与肃降功能恢复正常，咳喘自止。此时治疗若是不辨标本，先治咳喘，而清肺热之药，如黄芩、栀子等多苦寒，损伤脾气的运化功能，脾不健运则水肿更盛，喘证益增。因此，王纶强调在喘胀的治疗中应明辨新病旧病，仔细区分标与本，切不可本末倒置，先后杂乱。

（四）泄泻

1. 泄本属湿自创治疗方剂

王纶治泻重视湿邪。治泄泻的第一个法则是重视湿邪。关于湿邪与泄泻的关系，最早在《黄帝内经》中便有记载。《素问·阴阳应象大论》曰："湿胜则濡泄。"《素问·宣明五气》提出"脾恶湿"。朱丹溪在《金匮钩玄·泄泻从湿治有多法》中指出："泄泻者，水泻所为也，由湿本土。"总之，泄泻与湿邪密切相关，而湿之来源则与脾气亏虚、运化失常有关，原理在于"脾病则升举之气下陷，湿变注并出大肠之道"（《金匮钩玄·泄泻从湿治有多法》）。王纶私淑朱丹溪，重视湿邪在泄泻发生发展中的重要性。

其在《明医杂著·泄泻》中提出，"泄本属湿，然多因饮食不节，致伤脾胃而作"。因此，对湿邪所致泄泻，王纶主要从健脾除湿的角度出发，提出将"补脾消食、利小便"作为泄泻的基本治法，并自创专方。

王纶治泄泻方：白术二钱，白茯苓、白芍药（炒）各一钱五分（以上三味乃泄泻必用者），陈皮一钱，甘草（炙）五分，若伤食泻黄，或食积，加神曲、麦芽、山楂各一钱，黄连（炒）七分。若腹中窄狭，再加厚朴、枳实以消停滞。

脾为阴土，主运化，对于全身津液的正常运行，起着十分重要的作用。若脾胃虚衰，不能运化津液；津液不能上升，反而下降至肠中，则发为泄泻。因此，治疗湿邪所致泄泻，应该从补脾入手。脾有脾阴脾阳，补脾之法不应偏废，当以调平脾之阴阳作为最终目的。分析上方，王纶一方面以白术、白芍，一补脾气，一养脾阴，脾阴脾阳恢复平衡，脾虚得复；另一方面，湿邪困阻脾气，脾气不能正常运化则导致脾虚，脾虚不能运化津液，津液内停则形成湿邪，而且相互为害。因此，王纶将白术与茯苓相伍为用，将燥湿与健脾结合起来，互为佐助，促进脾湿的运化。同时，白芍尚有利小便的功效，将水湿排出体外，利水而不伤阴。

2. 利小便而实大便

王纶在《明医杂著·泄泻》中指出，治泄泻的第二个法则是利小便。中医认为，大肠、小肠对津液代谢起重要作用。若是湿邪偏渗大肠，导致小肠中津液减少，阴虚则火旺，则出现小便短赤涩痛等临床表现。此时，若用滋阴之品反而会使体内之湿邪愈加黏滞；若用清热药物，反而会冰伏湿邪。因此，王纶采用通利小便的方法，指出"若小便赤涩短少，加猪苓、泽泻各一钱，以分利之"（《明医杂著·泄泻》）。猪苓、泽泻等，使大肠中多余的津液从小便而去，则泄泻止，虚热除。薛己注解曰："愚按前症若津液偏渗于大肠，大便泻而小便少者，宜用此药分利。"薛己对王纶的利水止泻之法给予肯定，同时加以理论阐释和发挥。薛己指出"若阴阳已分而小便短少者，此脾肺气虚而不能生水也，宜用补中益气汤加麦门、五味；阴火上炎而小便赤少者，此肺气受伤而不能生水也，用六味地黄丸加麦门、五味；肾经阴虚，阳无所生，而小便短少者，用滋肾丸、肾气丸；肾经阳虚，阴无所化，而小便短少者，用益气汤、六味丸。"薛己具体论述了导致小便不利的三种常见情况，即肺脾气虚、肺虚、肾阴虚，并列出补中益气汤加麦门冬、五味子，六味地黄丸加麦门冬、五味子，益气汤加六味丸，以完善王纶利小便以止泻的学术思想、诊治法则和相应方药。

3. 调理中焦之气机

王纶治疗泄泻的第三个法则，是行脾胃之气。导致泄泻的原因之中，王纶认为湿邪首当其冲。湿邪是由于肺脾肾三焦功能异常，津液运行不利所导致。因气推动津液在人体中正常运行，因此治湿之法当从理气入手，通过调理中焦之气机，使津液的运行回归正常，则湿邪消散，泄泻自止。因此，王纶在治疗泄泻的过程中，擅长应用陈皮、厚朴、枳实、木香等药，调理中焦脾胃之气机，促进中焦气机的正常运行，保持三焦通畅。

以上便是王纶治疗泄泻的三大法则。同时，王纶根据疾病的具体情况，适当佐以相应药物消息病邪。如饮食积滞，则佐以山楂、神曲、麦芽消食。总之，王纶治泻以补脾、利小便与行气作为基本大法，再视疾病之具体证候灵活加减。

（五）郁证

1. 气机怫郁，火热内生

刘完素在《素问玄机原病式·六气为病》中，提出"六气皆从火化"及"五志过极皆能生火"。鉴于《素问》病机十九条大都属火热为病，刘完素首倡"六气皆从火化"之说。同时，因其在诊治疾病过程中，发现导致疾病的主要病邪多属火热，故强调火热在疾病发生与发展中的重要性，指出热证的主要病机为"怫热郁结"，强调四气与火热内在联系的重要性。同时，刘完素还指出："风本生于热，寒大多为冷热相并，湿因于火热怫郁，燥阴盛于风热火也。"认为六气化生火热的病机，关键在于气机怫郁，郁是化生火热的关键；又言"由寒主闭藏，而阳气不能散越，则怫郁内作故也"。因此，刘完素论述吐酸、吐下霍乱、转筋等病证时，多从"阳气怫郁""热气怫郁""怫热郁结"等立论，大倡"郁火"学说。王纶继承了刘完素的火热之说，特别是外感疾病，肯定火热在疾病发生发展中的重要作用。同时，王纶又将刘完素的"火热"学说，与朱丹溪的"气血痰郁"之杂病辨治体系结合起来，指出刘完素所论述的郁火往往夹痰夹湿，痰湿是导致六气郁而化火的主要原因，进而推论痰火与湿热是导致疾病最常见的原因。例如：

《明医杂著·头痛》曰："久头痛病，略感风寒便发，寒月须重绵厚帕包裹者，此属郁热，本热而标寒……殊不知因其本有郁热，毛窍常疏，故风寒易入，外寒束其内热，闭逆而为痛。"

《明医杂著·眼赤肿痛》曰："盖赤眼是火邪内炎，上攻于目，故内治用苦寒之药，是治其本，如锅底之去薪也。"

《明医杂著·鼻塞》曰："鼻塞不闻香臭，或但遇寒月多塞，或略感风寒便塞，不时举发者，世俗皆以为肺寒，而用解表通利辛温之药不效。殊不知此是肺经素有火邪，火郁甚则喜得热而恶见寒，故遇寒便塞，遇感便发也。"

《明医杂著·牙床肿痛》曰："牙床肿痛，齿痛摇动，或黑烂、脱落，世人皆作肾虚治，殊不知此属阳明经湿热……肠胃伤于美酒厚味膏粱甘滑之物，以致湿热上攻，则牙床不清，而为肿为痛，或出血，或生虫，由是齿不得安而动摇、黑烂、脱落也。"

《明医杂著·小便不禁》曰："小便不禁或频数，古方多以为寒，而用温涩之药。殊不知属热者，盖膀胱火邪妄动，水不得宁，故不能禁而频数来也。故年老人多频数者，是膀胱血少，阳火偏旺也。"

《明医杂著·男子阴痿》曰："男子阴痿不起，古方多云命门火衰。精气虚冷固有之矣，然亦有郁火甚而致痿者。"

《明医杂著·妇人半产》曰："调理妊娠，在于清热养血。条实黄芩为安胎圣药，清热故也，暑月宜加用之。"

《明医杂著·风症》曰："问：两腿自膝以下，或时内热，或骨中觉热，或有一点酸痛热者何？答：此血热也。但是风病，其血必热；惟其血热，故风寒之气一袭之，则外寒束内热而为痛。"

《明医杂著·脐风》曰："小儿初生百日内脐风，方书率用南星、僵蚕等风药，多不效，当作胎毒，泻阳明火邪。"

《明医杂著·潮热》曰："小儿潮热，或壮热不退，多是变蒸及五脏相胜。不必用药；又多是饮食停积郁热，由中发外，见于肌表。"

对于以上病证，王纶皆从郁火论治。头痛属本有郁热，受风寒诱发，又因风寒郁闭更甚所致，因此属于"本热而标寒"之证。眼赤肿痛，是由于郁火内壅，循经上攻于目所致，其本在于体内郁滞之火热。鼻塞遇寒加重，或寒月复发，其标为严寒之气壅塞鼻窍，其本却是肺中郁火导致肺气不利，肺气不利则鼻不闻香臭。牙床肿痛，是由于饮食损伤肠胃，脾胃清纯中和之气受到影响，郁而化火，郁火循经上扰牙床所致。小便不禁，是由于火热郁于膀胱，使膀胱固涩功能异常，从而出现小便不能自禁，频数而急。男子阴痿，是由于郁火损伤经脉，导致气血不通，不能充养阴茎所致。妇人半产，是由于火热郁于胞宫，使胎元的孕育受到影响所致。风证，是由于内有火热进入血中，血液受热而内郁；再加之外感风寒，凝滞热血，寒热相搏所致。其本为郁热，其标为风寒。小儿脐风，多是由于胎毒内蕴，使阳明邪热亢盛，火热生风所导致。小儿潮热，多是由于其不足之脾受到饮食积滞所困，食积化火，由中发外，见于肌表所致。

2. 内有郁火，变生杂病

《明医杂著·耳鸣如蝉》曰："耳鸣证，或鸣甚如蝉，或左或右；或时闭塞，世人多作肾虚治，不效。殊不知此是痰火上升，郁于耳中而为鸣，郁甚则壅闭矣。若遇此症，但审其平昔饮酒厚味，上焦素有痰火，只作清痰降火治之。大抵此症多先有痰火在上，又感恼怒而得，怒则气上，少阳之火客于耳也。"

《明医杂著·梦遗精滑》曰："梦遗、精滑，世人多作肾虚治，而用补肾涩精之药不效，殊不知此症多属脾胃，饮酒厚味痰火湿热之人多有之。盖肾藏精，精之所生，由脾胃饮食化生，而输归于肾。今脾胃伤于浓厚，湿热内郁，中气浊而不清，则其所化生之精，亦得浊气。肾主闭藏，阴静则宁。今所输之精，既有浊气，则邪火动于肾中，而水不得宁静，故遗而滑也。此症与白浊同。"

《明医杂著·大小便白》曰："小儿大小便时时审看。小便如米泔或澄停，少顷变作泔浊，此脾胃湿热也，若大便泔白色，或如鱼冻，或带红，或色黄黑，此积滞湿热也。"

《明医杂著·急惊》曰："急惊是有余之症，属肝木、心火阳邪太旺，宜直泻之，降火下痰是也。"

王纶认为，许多杂病的病机也与郁火密切相关。耳鸣一证，有虚有实。肾开窍于耳，因此虚证多责之肾虚；实证则多是由于平素饮食不节，导致痰热内生。痰火因气逆而上升，郁闭于耳窍，耳窍不通则发为耳鸣。梦遗精滑，多是由于饮食伤及脾胃，脾胃虚衰，湿热内盛，下注宗筋所导致。大小便白，是由于脾胃为饮食所伤，湿热内生，二便清浊不分所导致。急惊风，是由于湿热蕴于肝胆，导致肝风内动所致。

3. 内外结合，治疗郁火

对于疾病病因病机的认识，王纶认为多与郁火、痰火密切相关。在此基础上，王纶根据经典理论，综合先贤智慧，进行了具体辨证施治。《素问·至真要大论》曰："热者寒之。"指出对于火热导致的疾病，当用寒凉之法清热降火。《素问·六元正纪大论》曰："火郁发之。"指出对于火热邪气，特别是体内气血郁滞所化生之火热，当用发散之法治疗。刘完素传承和发扬《黄帝内经》关于郁火的理论，其临床用药着眼于开通郁结，重视寒凉药物的使用；并"各随其郁结甚微，而查病之轻重"（《素问玄机原病式·五运主病》）而治之；因此将"寒者热之"与"火郁发之"两种治法结合起来。王纶继承了刘完素治郁火之法，同时又另立新说。其治疗郁火，在内以寒凉之药清热降火，在外以温热之药开发腠理，发散火邪。如对于头痛，王纶提出"泻火凉血为主，而佐以辛温散表之剂"，以清热凉血药治本，以辛温解表药发散表，内外结合，标本同治。对于眼赤肿痛，王纶"内治用苦寒之药，是治其本，如锅底之去薪也……点眼用辛热，而洗眼用热汤，是火郁则发，因而散之"（《明医杂著·眼赤肿痛》），即内以寒凉，外以解表。

4. 影响后世温病治疗

王纶对郁火的认识，对后世温病学派的形成与发展影响颇大。清·叶天士在《温热论》中，言"在卫汗之可也"，提出温病表证的基本治疗方法是发汗。通过发汗开腠理的方式，可以使在表之邪气随汗而解，汗出热退则温病自除。然关于发汗解表之药的选用，后世多采用辛温药物为主。辛温药物，辛可发散，温可开腠理，是为发汗解表的第一品药，与辛凉解表药物配合起来，治疗温病卫分证，收效甚佳。温病邪在肺卫，治之当以辛凉之品配以辛温，开达腠理，发散外邪，令邪随汗而出；不仅无伤阴之弊，反有热因热用之妙，可助温热之邪向外透达。若纯用辛凉之品，恐闭塞腠理，在表之邪非唯不解，反而内陷。因此，在辛凉之药之中，配伍辛而微温之品，反佐用药，令"热达腠开"，不仅不影响药效，反而可以起到事半功倍的效果。柳宝诒于黄芩汤中加入玄参和微温之豆豉，融"清""养""透"于一方之中。吴鞠通在银翘散中，配伍微温之豆豉、荆芥穗，解郁而不伤阴；新加香薷饮，以微温之香薷、扁豆花发越暑湿，清暑而不助湿，利湿而不伤阴，实为深谙此理，变通应用。由此可见，王纶以辛温药物发汗解表，为后世温病学派应用辛温药物解表做出了很好的示范。

（六）痰证

1. 秉承先贤自创节斋化痰丸

王纶对于痰证的诊治，一方面遵循《黄帝内经》的基本理论，秉承朱丹溪等先贤的痰证学说；另一方面，结合自己的理论认识和临床经验，创造出化痰丸（后世称"节斋化痰丸"），以丸剂服用，专治老痰及郁痰，特别是膏粱积热的燥痰。王纶之化痰丸配伍精妙，既吸收先贤治痰之成功经验，又根据自己丰富的临床经验灵活化裁，应用得当则往往效如桴鼓，得到了后世许多医家的充分肯定。

2. 节斋化痰丸组方思路精妙

《明医杂著·化痰丸论》曰："然以之而治湿痰、寒痰、痰饮、痰涎则固是矣。若夫痰因火上，肺气不清，咳嗽时作，及老痰、郁痰结成黏块，凝滞喉间，吐咯难出，此等之痰，皆因火邪炎上、熏于上焦，肺气被郁，故其津液之随气而升者，为火熏蒸凝浊郁结而成、岁月积久，根深蒂固，故名老、名郁。而其原则火邪也，病在上焦心肺之分，咽喉之间，非中焦脾胃湿痰、冷痰、痰饮、痰涎之比。故汤药难治，亦非半夏、茯苓、苍术、枳壳、南星等药所能治也。惟在开其郁，降其火，清润肺金，而消凝结之痰，缓以治之，冀可效耳！今制一方于后：天门冬（去心）、黄芩（酒炒）、海粉、橘红各一两，桔梗、连翘、香附（杵碎淡盐水浸炒）各五钱，青黛（另研）、芒硝（另研）各三钱，栝蒌仁（取肉另研）一两，上为细末，炼蜜入姜汁少许，和药杵极匀，丸小龙眼大，噙化一丸。或嚼烂，清汤细咽之。或丸如黍米大，淡姜汤送下五六十丸。"

王纶所创之化痰丸，专治饮酒之人多有老痰。由于酒饮入胃，酿生化热，引痰上升，上泛于肺，导致肺之宣发与肃降异常而咳嗽。此病与二陈汤所治之湿痰、寒痰大有不同，乃是郁火导致，用燥药会更助其火而损其阴，用润药恐会增其黏腻。因此，治疗上当润燥结合，开其郁，散其火，化其痰，降其气，调理人体之水火平衡。关于用药之道，王纶详细阐述说："此方用天麦冬、黄芩泄肺火也，海粉、芒硝咸以软坚也，栝蒌仁润肺清痰，香附米开郁降气，连翘开结降火，青黛降郁火，故皆不用香燥之剂。"其在寒凉清润药中，加入香附、桔梗、橘红等散郁行滞之药，而不用辛燥之药，使全方作用清润而不凝滞，是治疗痰热气火凝结证的良方。

（七）遗精

1. 主病在肾，关乎脾胃

《素问·金匮真言论》曰："北方黑色，入通于肾，开窍于二阴，藏精于肾。"基于《黄帝内经》这一认识，诸多医家将前阴之疾病，如遗精、癃闭等归属为肾之病变，治疗也多从补肾入手，往往能收到十分显著的效果。王纶一方面肯定遗精与肾密切相关，认为可从肾论治遗精。另一方面，他指出，遗精还可能与脾胃有关。如患者饮食失宜，嗜食辛辣厚味，导致湿热内蕴，影响脾胃运化，必然浊气中生。《素问·上古天真论》曰："肾者主水，受五脏六腑之精而藏之。"胃中浊气下流，注入肾中，影响肾藏精之功能，导致精液妄泄，则为遗精。正如王纶在《明医杂著·梦遗精滑》中所云："今所输之精，既有浊气，则邪火动于肾中，而水不得宁静，故遗而滑也。"

2. 淫念妄动，发为遗精

遗精除与肾、脾胃有关之外，王纶认为尚与心关系密切。朱熹提出"存天理，灭人欲"的理念，对于后世影响颇大。关于天理与人欲的区别，《朱子语录》曰："饮者，天理也；要求美味，人欲也。"朱熹认为，天理是人对于物质生活等的正当要求，这是天理；但是当这种要求超过一定的度，不知节制，则变为人欲。天理至善至美，是道心；人欲为恶，是人心。因此，朱熹主张存道心而废人心，即存天理，灭人欲。朱丹溪深受朱熹这一理论影响，其在《格致余论·相火论》中指出："朱子曰：必使道心常为一身之主，而人心每听命焉。此善处乎火者。人心听命乎道心，而又能主之以静。彼五火之动皆中节，相火惟有裨补造化，以为生生不息之运用耳，何贼之有？"朱丹溪认为，人体对于饮食、情欲等需求不应追求太过，应听命于道心；如此相火不动，情不内生，身体无恙。若是对于饮食、情欲等追求太过，则会导致相火妄动，损伤真阴，而酿生疾病。王纶继承朱熹与朱丹溪的思想，认为若不勤于修心，淫念妄动，亦可影响到肾藏精的正常功能而发为遗精。此时当将清心与补肾，清脾胃结合起来。正如王纶在《明医杂著·梦遗精滑》中所云："其有色心太重，妄想过用而致遗滑者，自从心肾治，但兼脾胃者，多须要审察。"

3. 心有所动，肾必应之

王纶这一认识，对后世医家影响颇大。明·张介宾受王纶观点的影响，在《景岳全书·遗精》中指出："遗精之始，无不病由乎心；正以心为君火，肾为相火，心有所动，肾必应之。故凡以少年多欲之人，或心有妄思，或外有妄遇，以致君火摇于上，相火炽于下，则水不能藏，而精随以泄……盖精之藏制虽在肾，而精之主宰则在心。故精之蓄泄，无非听命于心。凡少年初省人事，精道未实者，苟知惜命，先须惜精。苟欲惜精，先宜净心。"详细阐述了心在遗精中的作用。

同时，张介宾还具体论及因"心有所动"而影响肾藏精的疾病，如色厥。如《景岳全书·厥逆》："凡色厥之暴脱者，必以其人本虚，偶因奇遇，而悉力勉为者有之；或因相慕日久，而纵竭情欲者亦有之。故于事后则气随精去，而暴脱不返。宜急掐人中，仍令阴人搂定，用口相对，务使暖气嘘通，以接其气，勿令放脱，以保其神，遂速用独参汤灌之。或速灸气海数十壮，以复阳气，庶可挽回。"色厥好发于中年人，发病多在行房事之后的两至三天内。男子到了中年肾气开始亏虚，此时房事频繁，精气损耗过度，就会出现昏厥、肢冷等症状，此谓色厥。导致色厥的原因，是精气耗伤过度，阴阳亏损。因此，张介宾认为，治疗色厥当用独参汤大补元气；或速灸气海数十壮，方能起到回阳固脱的作用。

（八）劳瘵

1. 丹溪详解，定性劳瘵

关于劳瘵这一疾病，最早在《诗经》便有记载。《大雅·瞻卬》曰："邦靡有定，士民其瘵。"医书中多以"虚劳""劳病"之名，对劳瘵进行论述。如《黄帝内经》《金匮要略》《备急千金要方》《外台秘要》等，并无"劳瘵"这一病名，而是以"虚劳"进行论述。关于劳瘵这一病名的提出，最早见于《三因极一病证方论》。此书之后，许多医家皆以"劳瘵"对此疾病进行论述。关于劳瘵的论述，最为出名的当属朱丹溪。如《丹溪心法·劳瘵》曰："劳瘵主乎阴虚，痰与血病。"此将劳瘵的病性定为阴虚，将病因病机定义为血与痰，对后世医家认识劳瘵影响颇大。同时，朱丹溪还详细论述了劳瘵的病因、病机、临床表现、治疗方药等。自此，中医对于劳瘵认识有了比较系统的基本认识。

朱丹溪之后，许多医家在其劳瘵之说基础上，结合临床经验进行了深入的论述。至明代，中医对于劳瘵的认识已经比较完善，甚至文人都对劳瘵这一疾病十分熟悉，许多人甚至以劳瘵为由，或辞官，或借以述说自己的辛劳疲惫。如《宗伯集·为抱病日深旷职已久恳乞圣明俯容回籍调理以延残喘疏》中，记载了冯琦的病情。冯琦先是"偶感痰症，虚火上炎，日夜咳嗽，饮食顿少，精神渐消；旧日肌体，瘦减十分之六。屡经医官吴海、张鹤年等调治，皆谓脾肺两虚，已成劳损。非需之岁月，难以望痊"。此后，其又言"臣病转笃，始而肉消，今且骨立矣。始而唾痰，今且带血矣。声哑喉干，神伤形惫，多医罔效"。最后，冯琦甚至直接上书说"臣病半月以来，十分沉重。盖因劳瘵之病，虚弱羸瘦，肌肉消尽，气血耗尽。臣之在世捱日而已。"明言自己已经身患劳瘵。

又如，明·袁宏道在《袁中郎全集》中，详细记载了自己的病情。言"前月十四日，病遂大作，旬日之内，呕血数升，头眩骨痛，表里俱伤……时逾数月，秋毫莫效，精血耗损，瘦骨如戟，愈补愈虚，转攻转盛，三医拱手俱云，此非药饵针石之所能及也，或者断缘谢事，静摄数月，庶其有疗"。由此可见，明代中医对于劳瘵的认识及治疗，已经足够完善，同时又可以从这些文献中，发现当时社会劳瘵之病甚多，许多医家对于劳瘵十分重视，而王纶也在此列。

2. 继承丹溪，审因论治

王纶对于劳瘵的认识，继承了朱丹溪的"阴虚"学说，肯定其病机是"阴虚火动"。而导致阴虚火动的主要原因，王纶将其归于色欲过度。男子二十岁左右，肾气方盛，尚未充盈。此时若是色欲过度，损耗太过，精血亏损，则容易发生劳瘵。同时，王纶总结明以前医家对于劳瘵的认识，在《明医杂著》中详细论述了劳瘵的临床表现。如"睡中盗汗，午后发热，哈哈咳嗽，倦怠乏力，饮食少进，甚则痰涎带血，咯吐出血，或咳血、吐血、衄血，身热，脉沉数，肌肉消瘦"。劳瘵属于难治性疾病，王纶称之"最重难治"，严重者数年不愈。因此，他十分重视劳瘵对于人体的危害，主张尽早治疗，并提出切实有效的治疗措施。

对于劳瘵的治疗，王纶主要从两方面入手。一方面，如《明医杂著·劳瘵》所云："必须病人爱命，坚心定志，绝房室，息妄想，戒恼怒，节饮食"，主张从劳瘵的根本病因入手，即坚定心志，杜绝房事，管控情志，合理饮食；杜绝一切伤阴的行为，防止已虚之阴更亏，疾病愈深愈重。王纶认为，劳瘵能否好转与治愈之关键，在于患者能否严格要求并管控自己，若是不改掉日常伤阴的行为，就算有良药也不能起效。另一方面，王纶从滋阴降火理论，提出治疗劳瘵的方药及其加减用法，临床用之，效若桴鼓。

王纶治劳瘵方：生地黄（酒洗）、甘草（炙）、干姜（炮）各五分，川芎、熟地黄各一钱，白芍药（炒）一钱三分，陈皮七分，当归、白术各一钱三分，黄柏（蜜水浸炙）七分，知母（蜜水浸拌炒）、天门冬（去心皮）各一钱，生姜三片，水煎，空心温服。

此方中，以四物汤加生地黄、天门冬，滋补阴精，培补亏虚之根本；黄柏、知母滋阴降火，与滋阴药结合起来，标本兼治；滋阴药多黏腻，降火药苦寒，容易损伤脾胃，呆滞气机，故佐以陈皮、白术、干姜、生姜培补脾胃，运行气机。全方以滋阴降火作为组方之法，同时继承李东垣的"中土"学术思想，顾护脾胃，补虚而不生痰，降火而不伤气。

前方为王纶创制的治疗劳瘵的基础方。此外，王纶还明确提出此方之加减应用之法：若患者咳嗽严重，方中加桑白皮、马兜铃、瓜蒌仁和五味子，恢复肺气宣发与肃降，敛肺止咳；若患者痰饮较重，加姜半夏、贝母和瓜蒌仁燥湿化痰；若潮热较重，加桑白皮、沙参、地骨皮，与前方配合起来滋阴降火功效更甚；若梦遗、遗精，加牡蛎、龙骨、山茱萸，增强全方收涩之力，涩精止遗；若盗汗多，加牡蛎、酸枣仁、浮小麦，固涩止汗；若赤白浊，加茯苓、黄连，燥湿健脾；若肺出血导致衄血、咳血，加桑白皮、黄芩、栀子清肺火止血。

二、妇科病证 🕊

王纶关于妇科的论述，较为详细与全面。《节斋公胎产医案》中，详细论述妇科病案，并提出相应方剂及其随证加减之法。特别是其创制的生化汤，更是被后世医家誉为"治疗产后疾病之圣方"。现具体总结论述如下：

（一）胎动不安

1. 继承先贤之肾虚胎动论

胎动不安是妊娠期妇女常见的疾病之一，从古至今受到许多医家的重视。导致胎动不安的第一个原因是肾元虚衰。《素问·上古天真论》曰："二七而天癸至，任脉通，太冲脉盛，月事以时下，故有子。"《素问·奇病论》曰："胞脉系于肾。"明确指出女子胎孕与肾密切相关。胞宫、胞脉相通于肾，孕后胎元亦有赖于肾气维系，是谓"肾以系胎"。张介宾十分肯定胎元与肾的密切关系，因此在《妇人规·胎漏》中指出："冲任之本在于肾，如肾气不藏则冲任不固。"如果肾元虚衰，无以为胎元提供足够的营养，则会导致胎动不安，严重者甚至可能导致堕胎。因此，治疗当以补肾作为基本原则。只有肾阴肾阳充足，胎元才可能正常形成与发育。

关于补肾安胎的用药，历代医家均有阐述，最早当数医圣张仲景。张仲景在《金匮要略·妊娠病脉证并治第二十》中，提出以胶艾汤治疗冲任不固导致的胎动不安。直到宋代，齐仲甫才明确提出补肾安胎的治法。其在《女科百问》中，首创补肾安胎之法，运用"杜仲丸"治疗复发性胎动不安。遍查王纶的著作，在《节斋公胎产医案》与《明医杂著》中，均无补肾安胎之记载。然在《本草集要》中，王纶提出以阳起石、续断、牡狗阴茎、狐阴茎、鳖甲、龟甲等补肾药物安胎。从中可以看出，其继承了先贤有关肾虚与胎动相关的思想。

2. 提出安胎以补益气血为主

导致胎动不安的第二个原因，是气血不足。朱丹溪在《格致余论·胎自堕论》中提出："阳施阴化，胎孕乃成。血气虚损，不足荣养，其胎自堕。"明确指出气血对于胎元的重要性。朱丹溪认为，胎元的形成与气血密切相关，其孕育也跟人身之气血不可分离，因此，安胎之法当以补益气血为主。气血充足，胎元得以营养，则正常发育。因此，《明医杂著·妇人半产》曰："遇有半产者，产后须多服养气血、固胎元之药，以补其虚损。"指出当补益气血以安胎，并提出以四物汤加白术、人参、陈皮、茯苓、甘草、阿胶、艾叶、条芩调护，以四君子汤合四物汤大补气血，从而达到安胎的目的。

3. 论相火妄动致胎动不安

王纶认为，导致胎动不安的第三个原因，是与相火相关。因此，王纶在《本草集要·妇人门》中，论及黄芩、黄柏等可清热安胎。朱丹溪指出："思胎堕于内热而虚者为多。曰热曰虚，当分轻重，盖孕至三月，上属相火，所以易堕。"（《丹溪治法心要·妇人科》）又曰："或劳怒伤情，内火便动，亦能堕胎。"（《格致余论·胎自堕论》）提出了火热与胎动不安的密切联系，主张以黄芩清热泻火，从而达到安胎的目的。如《丹溪治法心要·胎孕》曰："产前安胎，白术、黄芩妙药也。黄芩乃安胎之圣药也，俗人不知以为寒而不敢用，谓温药可养胎；殊不知以为产前当清热，清热则循经不妄行，故能养胎。"朱丹溪这一学说，得到了后世许多医家的肯定与发挥。其中，又以清·尤怡所言甚合朱丹溪之意。如其所著《金匮要略心典·妇人妊娠病脉证治第二十》指出："妊娠之后，最虑湿热伤动胎气，故于芎、归、芍药养血之中，用白术除湿，黄芩清热。丹溪称黄芩、白术为安胎之圣药，夫芩、术非能安胎者，去其湿热而胎自安耳。"张介宾在《景岳全书·妇人规》中亦曰："凡胎热者，血易动；血动者，胎不安。"

王纶继承朱丹溪的安胎学术思想，在《明医杂著·妇人半产》中提出："调理妊娠，在于清热养血。条实黄芩为安胎圣药，清热故也。"又曰："养胎全在脾胃，譬如钟悬于梁，梁软则钟下坠，折则堕矣。故白术补脾，为安胎君药。"王纶所用安胎之法，与朱丹溪如出一辙。其以黄芩、白术相伍为用，共同达到安胎的目的。王纶认为，黄芩为清热安胎之圣药，因其性苦寒，孕妇服之则体内妄动之相火得以潜藏，无以损伤胚胎，胎孕自安。然黄芩大苦大寒，既可清热而潜相火，又可损伤人体之阳气，导致寒邪内犯胚胎，故佐以白术顾护脾胃之气，防止胃气受伤。同时，白术也具有安胎的功效。黄芩、白术二药配合，相互为用，互相佐制，清热安胎，却又不损胎元，故被后世许多医家配伍入于安胎方中。

4. 论气机调畅则胎无所动

王纶认为，气郁是导致胎动的第四个主要原因。因此，临床可根据辨证，从理气入手安胎，从而达到气顺胎安的目的。如《本草集要·妇人门》记载，王纶以香附子、柴胡等理气药安胎。《明医杂著·妇人半产》曰："若因气恼致胎不安者，宜用川芎、陈皮、茯苓、甘草，多加缩砂，少佐木香以行气。"主张用川芎、陈皮等理气之品调畅气机，从而达到安胎的目的。中医认为，胎元的孕育，一方面与父母之精血有关；另一方面，其形成与孕育，还与人体气机密切相关。如《丹溪心法·六郁》曰："气血冲和，万病不生；一有怫郁，诸病生焉。故人身诸病，多生于郁。"此论将气郁列为病因之一。人身之气机贵乎通顺，若人体之气机升降出入正常，血液、津液等运行不失其道，则百病不生。若是气血津液运行异常，导致郁证，可能酿生各种各样的疾病。至于妇人之病，朱丹溪更是将郁列为病因之首。如《格致余论·难产论》曰："世之难产者，往往见于郁闷安佚之人，富贵奉养之家。若贫贱辛苦者无有也。"王纶继承朱丹溪的"气郁"学说，认为导致妇女胎动的主要原因是气郁，因此安胎主要从理气入手，使全身气机调畅，郁证不生，则胎无所动，诸病自安。因此，王纶应用紫苏叶、橘红、香附等药理气，不安胎而治胎动之源，通过疏通全身郁滞之气机，而使胎元不被扰动。例如：

《节斋公胎产医案·全孕方》曰："归身一钱五分，生地（酒洗）一钱，苏叶五分，白术（炒）一钱，缩砂（带壳）八分，橘红五分，白芍（炒）一钱，阿胶（炒，研末入药）八分，香附（童便浸炒）一钱，甘草（炒）一钱，黄芩（炒）一钱，姜一片，大枣一枚，水二钟，煎七分，渣，水一钟煎五分，空肚服。忌生冷油腻、煎炒辛辣、霜梅梅杏、酸醋等味，戒恼为上。"

王纶将肾元虚衰、气血不足、火热与气郁，作为导致胎动的四大原因。因此，治疗孕妇胎孕不安，从四方面入手，独创全孕方，作为安胎之要方。方中以生地黄、当归、白芍、阿胶补益阴血，再以黄芩、白术相伍而用，清热安胎；气郁于内，影响胎元的正常生长与发育，因此以紫苏叶、橘红、香附梳理郁滞之气机。诸药合用，兼顾导致胎动不安的各个方面，故为安胎之圣方。

（二）催生方证

中医对催生认识不足，但在妇科著作中也有所记载。而且，《神农本草经》记载的药物中，有具有催生作用的药物。如陶弘景在《本草经集注》中，对王不留行的描述："味苦、甘，平，无毒。主治金疮，止血，逐痛，出刺，除风痹内寒。止心烦，鼻衄，痈疽，恶疮，瘘乳，妇人难产。久服轻身，耐老增寿。生太山山谷。二月、八月采。今处处有。"

但是，明确提出以药物催生的医家却为数不多。其中，最著名的当属南宋医家陈自明。陈自明对宋代以前的催生古方进行了筛选和甄别，整理出催生柞木饮子、催生如神散、如圣散、催生丹等方剂。同时，陈自明创造性地提出以兔脑催生。这比西方催产素应用早了一千年。后人对这些方剂的药物组成进行分析，其组方思路基本上是行气药与活血药配伍，是妇人临盆催生组方的基本思路。除药物催生，中医还提出通过手法催生，如手握石燕法等。唐·杨康侯在《十产论》中详细论述催生手法，提出对横产、倒产、偏产等的具体操作手法，与方药配合起来，效果更佳，属于中医产科学的飞跃性发展。王纶总结明以前关于中医催生的先进经验，发现麝香、乳香等药活血效果峻猛，用之不当会损伤产妇气血，反而不利于生产，因此创制出"将生腹痛滑胎方"，药性平和不峻，催产而不伤正气。

王纶将生腹痛滑胎方：当归（酒洗）一两，红花一钱，腹皮（酒洗）一钱，枳壳五钱，川芎（酒洗）五钱，水一钟半，酒半钟，煎七分，空肚服。如腹痛久，身倦，加人参一二钱；如未生，再煎渣五分，催之。(《节斋公胎产医案·全孕方》)此方是在将要生产腹痛之时服用，旨在使生产顺利进行。方中以当归补益阴血，红花、川芎活血行气，大腹皮、枳壳宽中行气，帮助生产。若腹痛时间较久，正气损伤，当及时加入人参，以补益耗散之正气，方能保证生产顺利。

（三）闭经

历代医家对闭经病因的论述，包括外感六淫、跌仆损伤、饮食失宜、劳逸失度、内生邪气、七情内伤、体质因素等。而瘀血作为这些病因的病理性产物，是导致闭经的重要内源性因素之一，因此历来受到颇多的重视，许多医家也从活血化瘀入手治疗闭经。王纶亦重视瘀血，然其活血化瘀的前提却是脾胃的功能正常。如《明医杂著·女子经脉不行》曰："妇人女子经脉不行，有脾胃损伤而致者，不可便认作经闭血死，轻用通经破血之药。遇有此症，便须审其脾胃如何。"认为活血化瘀当以脾胃功能正常为前提，只有脾胃无病，方可使用活血之方。其曰："若脾胃无病，果有血块凝结，方宜行血通经。"(《明医杂著·女子经脉不行》)。若是只顾化瘀而忽略脾胃功能，因活血药物药性峻猛，往往会损伤脾胃，使已亏之脾胃更伤，实为下策。对脾胃功能异常导致的闭经，《明医杂著·女子经脉不行》指出，"若因误服汗下攻伐药，伤其中气，以致血少而不行者……又有饮食积滞，致损脾胃者"，将其按病性分虚实治疗。虚证是脾胃亏虚，气血生化不足，冲任之脉不充，经血无源，治疗当"补养脾胃，用白术为君，茯苓、芍药为臣，佐以黄芪、甘草、陈皮、麦芽、川芎、当归、柴胡等药。脾旺则能生血，而经自行矣"（《明医杂著·女子经脉不行》）。实证是脾虚食积，导致痰湿中生，气血无源，亦可发为闭经，治当"消积补脾"（《明医杂著·女子经脉不行》）。至于具体方药，《明医杂著·枳术丸论》曰："故洁古制枳术之丸，东垣发脾胃之论，使人常以调理脾胃为主，后人称为医中王道，厥有旨哉。"因此，笔者认为对于此证枳术丸最为适宜。李东垣在《兰室秘藏·妇人门》中指出："妇人脾胃久虚，或形羸气血俱衰，而致经水断绝不行。"此与王纶的认识一致。由此可见，王纶对于女子闭经的认识，吸收了李东垣"重脾胃"的思想，同时注重瘀血。

（四）生化汤证

1. 产后多虚与多瘀

胎元的孕育与人体气血密切相关，一方面，产后疾病又多是由于气血亏虚所导致。王纶认为，妇女妊娠期间，因气血供养胎元而处于相对亏损状态。生产之际，由于分娩用力、出汗、产创和出血等大量耗气伤血，使原本亏损的气血更加虚衰，因此产后之病当以调理气血为先，使气血回复，则诸病自止。

产后气血亏虚，是妇人的基本特点。一方面，气为血之帅，气机郁滞不行，导致血液留而不通，停于脉道之中或胞宫之内，则酿生为瘀血。另一方面，分娩创伤，脉络受损，血溢脉外，离经成瘀；或胞衣残留，瘀血内阻。瘀血停滞，败血为病，可致产后腹痛、产后发热、产后恶露不绝、产后抑郁等。因此，产后除"多虚"这一特点之外，尚有"多瘀"这一特点。王纶十分重视瘀血在产妇疾病中的重要性。如《节斋公胎产医案·论产后血块》曰："产后血块，乃孕成余血之所积也。因产妇送儿送胞，劳倦无力，或调护之际，腹欠温暖，故致血块作痛，日久方散。"对于产后瘀血的治法，王纶提出"慎勿轻服迅利"，反对滥用活血化瘀药物。因产后妇人多瘀、多虚，轻用峻利之品，非唯不能有效祛除瘀血，而且会损伤已亏之气血，妨碍新血之生成。因此，王纶提出内用"姜、椒、艾、酒……以助血行血"，使用药性温热平和之品，活血而不动血，既活血化瘀又不损伤亏虚之气血。同时，王纶在内服药物的基础上，提出外治之法，即"外用热衣以暖肠"，内服药物与外治之法相结合，可以促进瘀血尽快消散。

2. 产后调治重"生化"

王纶在产妇的调治中十分重视"生化"，通过生血而达到变化生机的目的。关于生化汤的创制者，历来皆认为是傅青主。早在《傅青主女科·产后编》问世之前，如《产宝》《产宝新书》《景岳全书》《女科经纶》《竹林寺三禅师女科三种》《达生篇》《胎产指南》《拔萃良方》《冯氏锦囊秘录》《医学心悟》《医宗金鉴》《幼幼集成》《惠直堂经验方》等著作中，均已提及生化汤。傅青主生于明万历三十五年（1607），早年专攻儒学，未曾行医，尚不可能在明末之前创制生化汤，而《傅青主女科》刊刻时间为清道光七年（1827），较王纶《节斋公胎产医案》成书时间晚了大约100年。同时，有学者将《傅青主女科》与《节斋公胎产医案》的内容进行对比，发现二者内容竟有雷同之处，怀疑是后人在整理《傅青主女科》时羼入王纶著作内容所致。

现代研究普遍认为，生化汤源出竹林寺女科秘传，笔者较为赞同。然生化汤的成形，笔者却认为当归功于王纶，是其在竹林寺女科秘传生化汤的基础上，结合历代之精要，融合而成。本研究以数据挖掘的方法，剖析《节斋公胎产医案》中生化汤及其加减方的组方特点，从学术传承的角度分析生化汤的特点，发现生化汤可能为王纶结合朱丹溪、李东垣二家学说所创制。王纶在《明医杂著·医论》中，提出"外感法仲景，内伤法东垣，热病用河间，杂病用丹溪，一以贯之，斯医道之大全矣"。强调张仲景、李东垣、刘完素与朱丹溪四家学说的重要性，而王纶学术思想和临证经验，又主要是继承和发扬朱丹溪与李东垣的学说而成。

朱丹溪以"气、血、痰、郁"作为辨治杂病的基本纲领，而血病用四物汤。王纶继承朱丹溪血病用四物汤的思想，结合妇女产后多虚多瘀的特点，去掉芍药、地黄，保留当归、川芎二味。李东垣重视脾胃，提出"内伤脾胃，百病由生"的观点，为王纶所继承。因此，其在生化汤中以干姜"温脾暖中"，顾护脾胃；脾胃健运，则阴血化生有源，阴血自生。即王纶所云："（炮干姜）与补阴药通用，能引血药入气分，生血。"（《本草集要·干姜》）血虚之中，复有瘀血，故仿李东垣治瘀血之通用药，适当佐以桃仁活血化瘀，攻补兼施。炙甘草调和诸药，使补者补，攻者攻，各行其道，补虚不助瘀，攻瘀不伤正，且可增强全方温热之性。全方配伍精要，故为产妇疾病治疗之要方。因此，从学术传承与医家流派方面来看，生化汤创制之功当归王纶。以下对生化汤及其附方做一一解析。

（1）产后生化汤证

产后生化汤 当归八钱，川芎五钱，甘草（炙）五分，干姜（炒黑）四分，桃仁（去皮尖）十粒，别方加红花（酒洗）一钱。水二钟煎七分，加酒小半盏，热服。如劳极血崩形脱，加人参三四钱；汗多气促，亦加人参三四钱。

关于生化汤方解，已经在上文详述，不复赘述。若是瘀血较重，可以加入红花，与桃仁相伍为用，共同达到活血化瘀的功效。若是气虚较重，不能固涩血液，导致血崩形脱，加入人参，增强全方补气之功效。若肺气亦虚，宣发与肃降功能异常而发为喘促，卫表不顾而发为多汗，当用人参补益肺气，固表止汗。在此需要特别说明生化汤的服用方法。如《节斋公胎产医案·产后生化血论》曰："治产当遵丹溪而固本，服法宜效太仆以加频。"主张生化汤的服用方法，当"频服"而"不拒帖数"，通过多次服用，使药力更为峻猛，药效更为持久。若是服用次数较少，恐药力较弱，难以产生疗效。

（2）加味生化汤证

加味生化汤　治产后血晕。组成：川芎三钱，当归六钱，干姜（炙黑）五分，桃仁（去皮尖，研）十粒，甘草炙五分，荆芥五分，大枣，水煎服。

劳倦甚而晕，及血崩气脱而晕，并宜速煎两帖服之。如形色脱，或汗多而脱，皆用急服一帖，后即加人参二三钱、肉桂四分，不可疑人参为补而缓服。或痰火乘虚攻上而晕，方内加橘红四分；虚甚亦用加人参三钱；肥人多痰，再加竹沥酒盏七分、姜汁少许。

此方为治疗产后血晕的方剂。《明医杂著·产后血晕》曰："凡分娩之后，眼见黑花，头眩昏晕，不知人事，谓之血晕。其因有三：一因劳倦甚而气竭神昏，二因血大脱而气欲绝，三因痰火乘虚泛上而神不清。患此三者，皆魂不随神，往来而几晕几息也。"王纶创此加味生化汤，主要从以上三方面立法。加味生化汤，以生化汤补益亏虚之阴血，以生以化；再佐以荆芥，为治疗产后血晕之要药。若兼气虚，导致腠理不固，则加入人参、肉桂，温补阳气，气血同补。若在气血亏虚的基础上有痰火上扰，则加橘红化痰而不伤阴，肥人痰多则改用竹沥、姜汁，以增强化痰之功效。

（3）急救加参生化汤证

急救加参生化汤　治产后形色脱晕，或汗多脱晕。组成：川芎二钱，当归四钱，干姜（炒黑）四分，桃仁（去皮尖）十粒，荆芥四分，甘草（炙）四分，人参三钱，水煎服。血块痛甚，加肉桂七分；渴，加麦冬一钱，五味子十粒；汗多，加麻黄根一钱。如血块不痛，加黄芪一钱以收汗；伤面饭食，加炒神曲八分、麦芽五分；伤肉，加山楂、砂仁。

此方治疗产后血晕之急证，其气血亏虚也较生化汤证之气血虚衰为重。因此在加味生化汤的基础上，加重当归的用量，且加人参，气血双补，互相化生。若瘀血严重时，不可过用活血化瘀药物，恐损伤已虚之气血，只加用肉桂温阳，使阳复则血液流动加快，瘀血消散，此属寓攻于补之法门。津血同源，血液损伤严重，导致津液亏损，当加麦冬、五味子生津止渴；气虚导致固涩无力，汗出过多，当急以麻黄根实腠理以治其标，防止津气继续耗伤。同时，妇人生产之后脾胃亦十分虚弱，此时若是饮食不当，容易发生饮食积滞。饮食停于中焦，使清气不能正常上荣，亦可发生血晕。因此，根据饮食积滞的类型，佐以不同的消食药。米面类饮食积滞加神曲、麦芽消食，肉食积滞加山楂、砂仁消食。

（4）血崩生化汤证

血崩生化汤　治分娩后血崩。组成：川芎一钱，当归二钱，干姜（炙黑）四分，甘草五分，荆芥五分，桃仁十粒，大枣，水煎服。忌椒、热、生冷。如鲜红血大来，加荆芥、白芷各五分；汗多气促，加参三、四钱。王纶曰："有谓芎、归活血，不可治血崩，此谬论也。"（《节斋公胎产医案·产后血崩》）

此方为治疗产后血崩的方剂。妇人生产过程中血液耗损过多，导致血液不得安宁，发为血崩。王纶治以生化汤为主方，补血以生化，血液充盈则自能安宁。同时佐以荆芥，借风药之性以收止血功效。如若"鲜红血大来"，可以加白芷，增强全方止血之功效。血为气之母，阴血耗损导致脾肺之气损伤，影响肺的正常宣发肃将发为气促，腠理不固则汗多，此时当加上人参，大补元气，益气摄血。

（5）加参生化汤证

加参生化汤 治分娩儿下，即患气短促。有血块，不加芪、术。组成：川芎二钱，当归四钱，甘草（炙）五分，干姜（炒黑）四分，人参二钱，桃仁十粒，大枣，水煎，连服二三帖。

此方为治疗产后气短似喘的方剂。关于产后气短似喘，《节斋公胎产医案·产后气短似喘》曰："夫肺受脾禀，运气生脉，通水道，顺呼吸，清肃上下，调和荣卫，而为平人之常气也。"认为产后气血大伤，损伤脾肺，导致宗气生成不足，从而发为气喘。治之之法，以生化汤为主方，加重人参用量，大补脾肺之气。同时，在服用方法上强调"连服两三帖"；主张频服，使药力更峻猛，药效更持久。

（6）宁神生化汤证

宁神生化汤 治产后块痛未止，患妄言妄见症，未可用芪、术。组成：川芎一钱，当归三钱，干姜（炒黑）四分，甘草（炙）四分，茯神一钱，人参二钱，益智（炒）八分，桃仁十二粒，柏子仁一钱，陈皮一钱，大枣，水煎服。

心藏神，人的神志活动，与心藏神功能正常与否密切相关。然心藏神以心气心血为基础，只有心气充沛，心血不亏，心藏神的功能方能正常发挥，人之的神志活动方能正常。产后气血大亏，导致气血无以上奉于心，则会出现神志异常，表现为妄言妄见等症状。因此，王纶一方面治以生化汤加人参，大补亏虚之气血，使心气心血得养。另一方面，佐以益智仁、茯神、柏子仁以养心安神，与补气生血药配合以标本兼治。陈皮理气和中，防止用药过于滋腻，酿生痰湿。诸药合用，以大补气血为主；气血充足，则心神得养，诸症俱退。

（7）健脾消食生化汤证

健脾消食生化汤 治产后血块痛除，服此方。组成：川芎一钱，当归三钱，甘草（炙）五分，人参一二钱，白术一钱半，水煎服。其伤食，加味照前。如停寒物日久，脾胃弱甚，虽药不运，用揉按，炒面熨呵。

此方与加味生化汤，同治产后饮食积滞，皆可大补气血。而此方偏重于补益脾气，复脾气之亏虚，故以人参、白术健脾益气；不用干姜，是防止其性温热，妨碍新血的生成。同时，因此方温热之性较加味生化汤为弱，故王纶主张内外结合，外用"用揉按，炒面熨呵"，促进药物运化与饮食积滞的消散。

（8）木香生化汤证

木香生化汤 治产后血块痛未除，受气，服此方。组成：川芎二钱，当归六钱，干姜（炙）四分，甘草（炙）四分，木香（磨）二分，陈皮三分，水煎服。

木香生化汤，为王纶治疗产后忿怒的代表方剂。妇人生产之后，本有气血亏虚的特点，此刻情志过极，极易导致疾病。因此，产妇此时若被忿怒所扰，会导致气机运行异常，血液运行紊乱，不通则痛。王纶治此病证，以大补气血为主，故以生化汤去桃仁为主方，培补亏虚之气血，再佐以木香、陈皮理气解郁。木香一药，为王纶用于产妇理气之核心药物。如其在《本草集要》中记载："（木香）治心腹积年冷气，痃癖胀痛，九种心痛，女人血气刺痛，酒磨服之。"《节斋公胎产医案·产后忿怒》曰："临服时，磨木香二分在内服之，则血气自化，怒气自散，并治而不悖也。"因此，木香生化汤配以木香，既可疏肝气，又可与陈皮配合起来理脾气，使气血化生不受阻遏。木香、陈皮温而不燥，不损伤新血，也不损伤脾阴，与补益药配合起来尚有补中兼通之功。诸药合用，主要兼顾产后气血亏虚的特点，扶正为主，祛邪为辅，攻补兼施，诸症自除。

（9）加味生化汤证

加味生化汤证一

加味生化汤　治产血块未消时，日服此方以消食。组成：川芎二钱，当归五钱，干姜（炙黑）四分，甘草（炙）五分。伤面饭，加神曲（炒）二钱、麦芽（炒）六分；伤肉，加山楂五个、砂仁五分；伤寒物痛，加吴茱萸一钱、肉桂五分；虚甚，加人参三钱。

此方为治疗产后伤食的方剂。妇人生产之后，气血亏虚，脾胃功能较弱。此时饮食尤当慎宜，当"禁膏粱，远厚味，食粥茹蔬"。如果饮食不当，会更困脾胃虚弱之气，发为饮食积滞。正如王纶在《节斋公胎产医案·产后伤食》所曰："不善调摄之家，惟虑产妇之虚，以多食有益，厚味为补本，不欲而强与餍足而复伤，胃惟少纳，脾转输迟，食停痞塞，嗳气恶食。"治法王纶主张当攻补兼施，一方面"扶元，温补气血，健脾助胃，养正"，另一方面又"兼消，审伤何物，佐以消导"。此为加味生化汤立方之旨，一方面以生化汤减桃仁，专于培补气血，另一方面若虚衰严重则加人参，补气生血，大补气血。再视积滞之类型，而佐以消导；若是米面积滞，加神曲、麦芽消米面积滞。若是肉食积滞，加山楂、砂仁消肉食；若是伤于寒物，佐以肉桂和吴茱萸散寒和中。

加味生化汤证二

加味生化汤　治产三日内，热发头疼。组成：川芎一钱半，当归三钱甘草（炙）、干姜（炒黑）各四分，羌活、防风各四分，桃仁十粒，姜，水煎服。如服两帖，头疼身热不除，加白芷八分、细辛四分。若头疼如破，加莲须、葱头五个；虚，加人参三钱。

加味生化汤，治疗产后类伤寒二阳证，即妇人生产之后出现头疼恶寒、胁肋疼痛等伤寒症状。这些症状虽属外感，但是产后气血亏虚，如若不辨证而妄用解表之剂，反而会损伤已亏之气血而加重病情。这正如王纶在《节斋公胎产医案·产后类伤寒二阳症》所曰："治者慎勿轻产，执偏门而用麻黄汤，以治类太阳症；又勿用柴胡汤，以治类少阳症。其产妇脱血之后，而重发汗，则虚虚之祸，有不可胜言者矣。仲景云：亡血家不可发汗。丹溪云：产后不可发表。二先生非谓产后真无伤寒之兼也，非谓麻黄、柴胡方之不对症也，诚恐业偏门而轻产，执成方而发表耳。"王纶治疗产后伤寒，以培补正气为主。故以生化汤作为主方，或加以人参，培补气血，气血充足自能祛邪于外。且生化汤中，川芎、当归亦有发散之功，可解表散邪。或在生化汤的基础上，稍稍佐以羌活、防风性缓之品解表，使祛邪不伤正，养正不恋邪。若是邪气太盛，服药后表邪未解，加白芷、细辛增强解表之功效，然方药之重点应放在大补气血之上。

加味生化汤证三

加味生化汤　治产下三日内完谷不化，胎前素弱人患此症。组成：当归四钱，川芎一钱，干姜、甘草（炙）各五分，益智一钱，桃仁十粒，茯苓一钱半。（原书此处无煎服法）

此方为王纶治疗产后完谷不化的方剂。产后脾气亏虚，或饮食积滞，影响脾气运化水谷的能力，导致水谷不能消化吸收，则从大便排出，故见完谷不化。正如王纶在《节斋公胎产医案·产后水谷不化》所曰："今产劳倦伤脾，故失转输之职，致冲和之气不能化，而冷物完出，病名飧泄。又饮食太过，肠胃受伤，亦致完谷不化，俗呼为水谷痢也。"因此，王纶治疗主要从健脾和消食两方面立方，而前期血块未散，产妇以气血亏虚为主，此时当专于培补。故创加味生化汤，以生化汤培补气血，加上茯苓健脾燥湿，与健脾药配合起来，起事半功倍之效。益智仁"治脾胃中受寒邪，止呕哕，摄涎唾"，与补脾药结合起来其效甚佳。全方以补为主，祈脾气恢复，血液充盈，水谷自归正化。

加味生化汤证四

加味生化汤 治产后胃脘痛。组成：当归二钱，川芎一钱，干姜（炙）五分，甘草（炙）五分，肉桂八分，吴茱萸七分，三帖后加姜水煎服。如伤寒物，加茱萸、桂枝；伤肉，加砂仁、山楂；伤饭面，加神曲、麦芽；大便不通，加肉苁蓉二钱。

此方为治疗产后胃脘痛的方剂。《节斋公胎产医案·产后心痛》曰："因伤寒气及食冷物而作痛。"胃为阳土，主受纳和腐熟水谷。若是外感寒邪，或内伤生冷，导致胃阳损伤，无以温养胃脘，不荣则痛。治疗之法，当温阳散寒，使寒去阳复，疼痛自消。正如王纶在《节斋公胎产医案·产后心痛》所曰："治当散胃中之寒气，消胃中之冷物。"然妇人产后气血亏虚，此时又当兼顾亏损之气血，故治疗当将补益气血与温阳散寒结合起来，方为全面。加味生化汤，以生化汤减桃仁，专于补益气血，佐以肉桂和吴茱萸，温阳散寒止痛。若是伤于饮食积滞，则加上麦芽、神曲、砂仁、山楂以消积滞。若是大便不通，则用肉苁蓉，一方面可以增强全方补益之功，另一方面可以缓通大便，防止通便失宜更耗气血。

加味生化汤证五

加味生化汤 治产后腹痛。组成：当归四钱，川芎二钱，甘草（炙）四分，桃仁十粒，桂枝七分，痛止则减，伤饭食，加神曲炒一钱，麦芽七分；伤肉，加砂仁七分，山楂五个；如血块不散痛，加一笑散二钱，玄胡末二钱。

此方为治疗产后腹痛的方剂。妇人生产之后，气血大亏，正气不足。此时风寒邪气乘虚而入，进入腹中，凝滞气机，不通则痛。治疗之法，一方面当考虑到已亏之气血，另一方面当散寒止痛。加味生化汤，以生化汤减干姜作为基础，培补气血；以桂枝代干姜，乃是因为桂枝不仅可以代替干姜温阳的功效，散寒止痛，且可以温经通络，散寒止痛。此乃取自《金匮要略》温经汤用桂枝之旨。伤于饮食积滞，根据饮食积滞的类型，加入神曲、麦芽、山楂、砂仁等消食止痛。瘀血停于腹中，与寒邪相互搏结，影响气机的正常运行，则加入一笑散和延胡索，行气活血止痛。

（10）加减生化汤证

加减生化汤证一

加减生化汤　治产后血块未消时，宜服此方。组成：川芎二钱，当归四钱，干姜（炙）四分，甘草（炙）五分，茯苓三钱，桃仁十五粒，莲子十个，水煎服。

此方为王纶治疗产后泄泻的方剂。《节斋公胎产医案·产泻》曰："产后泄泻，非杂症有飧泄、洞泄、濡泄、溢泄、水各注下之论。大率属气虚，食积与湿也。"王纶将产后泄泻之病因，归纳为气虚、饮食积滞、湿三个方面。然三者之中，当以培补气血为主，气血回复方可消食、化湿。正如王纶在《节斋公胎产医案·产泻》所曰："俟血化生，然后补气消食，燥湿而分利水，始无滞涩虚虚之失。"因此，王纶此方，以生化汤为主方，补益血气；佐以莲子、茯苓健脾益气。本方纯用补益，旨在恢复亏虚之气血，使产后血亏消散。气血回复之后，再以健脾利水生化汤，佐以消食、化湿之类。

加减生化汤证二

加减生化汤　治产七日内外患痢。组成：当归五钱，川芎二钱，甘草（炙）五分，桃仁十五粒，茯苓一钱，陈皮四钱，木香（磨）三分。红痢腹痛，加砂仁六分。

此方为王纶治疗产后痢疾的方剂。《节斋公胎产医案·产后痢》曰："欲调气行血而推荡痢邪，犹虑产后之元气；欲滋荣益气而大补产弱，又助痢初之邪盛。"产后痢疾，此病难治。因治痢当调气行血，然调气药温燥，行血药峻猛，用之会损伤已亏之气血，用补气养血药又会助长邪气，形成闭门留寇之困局。此时攻之不可，补之不可，当攻补兼施，却又要明确掌握其法度，方为大要。基于此理，王纶创制加减生化汤，以生化汤去干姜大补气血，治疗产后气血亏虚之本。不用干姜，因其药性温热，恐助长邪气，损伤阴液。佐以木香、茯苓、陈皮，行脾气，燥脾湿，与补脾气结合起来，相得益彰。行气活血为治疗痢疾的基本法则，故以木香、陈皮行气，桃仁活血。正如刘完素在《素问病机气宜保命集》中所曰："调气则后重自除，行血则便脓自愈。"诸药合用，治痢不伤气血，补益气血而不助长邪气，妥善而合理地掌握攻补之间的法度。正如王纶在《节斋公胎产医案·产后痢》中所曰："要在行不损元，补不助邪，惟生化汤减干姜，而代以木香、茯苓，则善消恶露，兼行痢积，并治而不悖也。"

加减生化汤证三

加减生化汤　治产后小腹痛。组成：当归三钱，川芎一钱，干姜（煨黑）四分，甘草（炙）四分，桃仁（去皮尖）十粒。有血块痛，本汤送玄胡索散一钱，亦治寒气痛。血块无，但小腹痛，又可按而止，痛属虚，加熟地三钱。

此方为治疗产后小腹痛之方剂。与生化汤相比，其变化在于减少了当归和川芎的用量。当归由八钱减为三钱，川芎由五钱减为一钱；其补血和行气的功效减弱，主要是因其主治小腹痛，与生化汤的主治病证比较，病情较轻。若是有瘀血停在小腹，不通则痛，当佐以玄胡索散，理气活血止痛；若是虚寒导致的腹痛，加上熟地黄，一方面可以增强全方补血的功效，另一方面可以增强全方温热之性，与干姜配伍起来温阳散寒。

加减生化汤证四

加减生化汤　治产后呕逆不食。组成：当归三钱，川芎一钱半，干姜五分，甘草五分，砂仁七分，姜，水煎服。

此方为治疗产后呕逆不能食的方剂。《节斋公胎产医案·产后呕逆不食》曰："人之胃腑，为水谷之海。水谷精，化以为血气，荣润脏腑。产后劳伤脏腑，寒邪易乘入于肠胃，则气逆呕吐而不下食也。"妇人产后，气血亏虚，六淫邪气乘机而入，停于肠胃之间，腑气不通，胃气的肃降功能受到阻碍则不能食；浊气上冲，从口而出则呕吐。治之之法，一方面要通腑气，另一方面又要兼顾产后亏虚之气血，故此方以生化汤去桃仁为基础，专于补益气血，再加上砂仁调理中焦之气以止呕。诸药合用，标本兼治。

（11）健脾利水生化汤证

健脾利水生化汤　治产块消后，服此方。组成：当归二钱，川芎一钱，干姜（炙）四分，甘草（炙）五分，茯苓一钱，人参三钱，肉蔻（煨）一个，白术二钱，陈皮五分，泽泻八分。寒泻，加干姜（炙）八分；寒痛泻，加砂仁八分，干姜（炙）四分；热泻，加黄连炒八分；水泻腹痛，米饮不化者，加砂仁八分，山楂、麦芽各一钱；泻者酸嗳臭气，加神曲八分，砂仁八分，山楂、麦芽（炒）各一钱；脾气久虚，泻出少食之物方宽快者，以食积论，加山楂、砂仁、神曲、麦芽；脾气弱，元气虚，产劳甚，必大补，佐消食，佐清热，佐祛寒。弱甚形色脱，必用丹溪参、苓、术、附大补始回生；久泻，加升麻；诸泻，方加莲子十个；泻水多者，加苍术一钱以燥湿。

本方主治产后泄泻。妇人产后，血块消散，瘀血已消，当以培补为主。故以生化汤去桃仁为主方，专于滋生阴血；佐以四君子汤，气血双补。肉豆蔻温脾暖中，陈皮梳理中焦，二者复中焦气机之升降。泽泻淡渗，使水湿外出，大便自干。诸药合用，将补益气血与理中、行水结合起来，气血回复，中焦气机升降正常，水湿外出，泄泻自止。若寒湿较重，则加重干姜用量，增强温散寒湿的功效。寒湿泄泻，伴随腹痛，故加重干姜，佐以砂仁理气止痛。内有火热郁结，加黄连清热泻火。食积内停，加砂仁、山楂、麦芽消食导滞。泄泻日久，加上升麻，借其轻清之性，上提脾气以止泻。水湿较重，加苍术燥湿止泻。

（12）参苓生化汤证

参苓生化汤　治产后血块散，可服此方。组成：当归二钱，川芎一钱，干姜（炙）四分，甘草（炙）五分，人参二钱，茯苓一钱，白芍药（炒）一钱，白术二钱，莲子八个，肉果（制）一个。泻水多，加泽泻、木通各八分；腹痛，加砂仁八分；渴，加麦冬五味；泻水寒，加干姜一钱、木香四分；食积黄色，加神曲、麦芽以消食，砂仁、山楂以消肉积。

产后气血回复，此时当从加味生化汤纯补，转为参苓生化汤攻补兼施。方中以生化汤去桃仁，加四君子汤气血双补，针对产后多虚这一特点对证用药。再加白芍滋补脾阴，使脾之阴阳恢复平衡，使气血生化有源。肉果温脾和中。此为基础方剂。然后根据食积和水湿进行加减。水湿严重，导致泻水过多，加泽泻、木通分利水湿。腹中疼痛，乃是脾气不行，滞于中焦，故以砂仁行气宽中，通则不痛。泻水严重，损伤阴液出现口渴，故加麦冬生津止渴。水寒之气较甚，加干姜温脾暖中，木香行气。饮食积滞者，加神曲、麦芽、砂仁、山楂以消食。

（13）生化六和汤证

生化六和汤　治产后瘀血疼痛未消而患霍乱者。组成：当归四钱，川芎二钱，干姜（炙）、陈皮、藿香各四分，茯苓一钱，姜，水煎服。

此方为治疗产后霍乱的方剂。《节斋公胎产医案·产后霍乱》曰："产后霍乱，由劳伤气血，脏腑虚损，不能运化食物及感风冷所致。阴阳升降不顺，清浊乱于肠胃，冷热不调，正邪相搏，上吐下痢，名曰霍乱。"产后霍乱的形成，主要有内因和外因两方面。内因，是由于妇人生产之后，气血大亏，脾气虚衰，不能正常运化饮食水谷。外因，是由于外感邪气，以风寒为主。内外相合，导致中焦斡旋失司，脾胃之升降乖逆，上冲则呕吐，下扰则泻痢，发为霍乱。霍乱之病在中焦，治法当调理中焦气机之升降，使清气得升，浊气得降，清升浊降功能正常，则霍乱自止。然妇人霍乱，尚有气血亏虚之病机，此时又不得不兼顾，将调理脾胃气机与生化气血结合起来，方可防止理气燥湿药物温燥伤血，更耗亏损之脾胃。生化六和汤，以生化汤去桃仁、甘草，作为补益气血的基本方剂；不用桃仁，是不活血，而专于补益；不用甘草，是防止其黏腻碍脾，愈增脾胃气机之郁滞。再佐以陈皮理脾气，与川芎配伍调理脾胃之气机；藿香、茯苓燥脾湿，与干姜配伍温补脾阳。诸药合用，攻补兼施，补正而不增加脾胃之气滞，理中焦而不损伤亏虚之气血，对于产后霍乱尤为适宜。

（五）产后杂病

妇人产后，气血亏虚，此时若是调理不当，体内气血运行紊乱，阴阳失去平衡，外邪入侵，则会酿成各种疾病。王纶十分重视这一问题，不仅提出"举家不可喜子慢母，可以顾子忘产"的情志护理，而且对产后杂病也有详细的论述，并根据妇人产后"多虚多瘀"的生理特点，创制对应的方剂，对于产后杂病的认识和治疗多有贡献。以下具体论述王纶对于产后杂病的认识及相应治疗方药。

1. 产后产户痛

祛风定痛方　治妇人产后产户痛。组成：当归二钱，独活、防风、肉桂各五钱，川芎一钱，茯苓一钱，荆芥五分，怀生二钱，枣二枚，水二钟，煎八分，服。

此方是治疗妇人产后产户痛的方剂。妇人生产之后，气血大亏，正气不足，此时当外避六淫邪气，内防饮食积滞、七情所伤等。妇人产后若是不知调摄，冒触风邪，产户受风，便会出现疼痛、瘙痒等感觉，如同疮痈肿毒。此时治疗慎用清热解毒之品，恐寒凉损伤亏虚之气血，使邪气愈加下陷，病深难解。因此，王纶以当归、生地黄补益阴血，川芎活血行气，使补而不滞；茯苓、肉桂温补阳气，培补亏虚之正气；荆芥、独活与防风乃风药，用之祛风散邪。诸药合用，将补益药与祛风药结合起来，攻补兼施。

2. 产后癫狂

清心归脾汤　治产后癫狂。组成：橘红四分，胆星、茯神、杏仁各二钱，人参二钱，当归三钱，甘草四分，半夏八分，枳实五分，川芎八分，柏子仁八分，五味子一钱五分，白术一钱五分，圆眼肉八个，姜、枣，水煎服。

此方为治疗产后癫狂的方剂。《节斋公胎产医案·产后癫狂》曰："（产后癫狂）大率因痰结于心胸中间。"指出痰与癫狂发生的密切相关性。痰结于心胸之间，痰迷心窍，而发为癫狂。因此，治疗当从化痰入手，"开痰镇心神"，故以二陈汤作为治痰之主方，以半夏、胆南星燥湿化痰，橘红、枳实代替陈皮，疏理脾胃之气；茯神代茯苓，与白术配伍，不仅可以燥湿化痰，还可安神。肺为水之上源，上源不清则中焦不化，下焦不通，水湿内停蓄而为痰。因此，佐以杏仁宣降肺气；炙甘草调和诸药。以上用药，从二陈汤变化而来，不仅燥湿化痰的功效得以增强，且可安神。当归、柏子仁、五味子、龙眼肉养心安神，且当归、川芎配合可养血，兼顾妇人产后多虚的特点。诸药合用，将清心、化痰、养脾与理气合于一方之中，对妇人产后癫狂十分适宜。正如《节斋公胎产医案·产后癫狂》所曰："产后身热感风，遍身麻痹，手足牵搐，口歪痰盛，言语无伦，乃痰结胸膈，心经蓄热之症，治以清心归脾汤"。

妙香散　治产后癫狂。组成：人参、木香、辰砂、黄芪（炙）、山药（微炒）、茯神、枣仁（炒）、柏子仁、远志（去骨），上为末，蜜调服。

此方为治疗产后癫狂的方剂。产后气血亏虚，心神失养，故以人参、黄芪、山药补脾气以养心神；茯神、酸枣仁、柏子仁、远志养心安神；辰砂清心火，宁神志；木香理脾气，温而不燥，无耗气伤阴之虞。全方用药较为平和，补气而不伤阴，清热而不耗气。

3. 产后厥证

滋荣益气复神汤　治产后厥证。组成：川芎、白术、黄芪各二钱，麦冬八分，人参、当归各三钱，怀生地二钱，甘草（炙）四分，五味子十粒，陈皮四分，附子五分，水煎服。汗多，加麻黄根、酸枣仁各一钱；大便不通，加肉苁蓉；伤面饭，加炒神曲、麦芽；伤肉，加山楂、砂仁。

此方为治疗产后厥证的方剂。《节斋公胎产医案·产后厥症》曰："凡产用力过多，劳倦伤脾，孤脏不能灌注四旁，故手足俱冷而气不行。"妇人生产过程中用力太过，导致元气耗伤，无以温煦四肢、躯体等，则发为厥证。救急之法，王纶主张以加参生化汤急服，急救元气。而此方药性虽然较缓，却是较加参生化汤更加全面，用药更加综合。此方乃是四君子汤、四物汤、生脉饮合方而成。方中四君子汤加黄芪补益脾气；四物汤以生地黄易熟地黄，是因产后脾气虚衰，用熟地黄恐难运化而增滋腻；去白芍是因其酸寒而无补血之功。生脉散气阴双补，助四君子汤与四物汤之功效。陈皮理气和中，可使补而不滞。附子温热之品，配伍于四君子汤与四物汤中，可增强补益气血之功效。诸药合用，气血双补，气阴两顾，使气血回复，阳气通达，则厥证自除。若汗出过多，急加麻黄根、酸枣仁敛阴止汗，防止正气的进一步耗伤。大便不通加肉苁蓉，既可补益精血又可通便。有饮食积滞，则根据食积的证候特点，加入神曲、麦芽、山楂、砂仁等消食药物。

4. 产后血崩

滋荣益气止崩汤　治产后血崩。组成：川芎一钱，当归四钱，人参一钱，黄芪一钱，怀生地、白术各二钱，陈皮、甘草炙、白芷、荆芥、升麻、黄连各四分。如汗多，加麻黄根一钱、浮小麦一撮；嗽，加杏仁、桔梗；大便不通，加肉苁蓉一钱，禁用大黄；有气，磨木香一分；惊悸，加柏子仁、酸枣仁；伤饭食，加神曲、麦芽；伤肉，加山楂、砂仁；身热，勿用芩、连。

此方主治产后血崩，与血崩生化汤功效相类。产后正气损伤，以四君子汤补益正气，以黄芪代茯苓，增强全方温补之功效。四物汤去芍药，改熟地黄为生地黄，滋阴养血；陈皮理中焦之气，使补而不滞；黄连清热，防止温热药太多导致出血；白芷、荆芥、升麻，其性轻清，可起止血功效，而且与补气药配伍可升阳，增强补益功效。汗出过多，急以麻黄根、浮小麦益气固表止汗。咳嗽者，以杏仁、桔梗复肺气之宣发肃降。大便不通，禁用大黄，其苦寒会损伤气血，故改为肉苁蓉，补中寓通。气滞者，磨入木香以理气。惊悸不安者，加入柏子仁、酸枣仁养心以安神。身热者乃是气血亏虚，虚阳妄动所致，当仿东垣补中益气汤与当归补血汤之意，甘温除热，切不可用芩、连之苦寒，更损气血。有饮食积滞者，视其积滞之类型加入神曲、麦芽、山楂、砂仁等消食导滞。

5. 产后气短

续气养荣汤　治产后气促，问无血块痛，宜服此方。组成：川芎一钱，当归四钱，炙草（炙）四分，干姜（炙黑）四分，黄芪（炙）、白术各一钱，陈皮四分，熟地黄二钱。如足冷，加熟附子三分；汗多，加麻黄根一钱、浮小麦一撮；渴，加麦门冬一钱、五味子十粒；大便不通，加肉苁蓉二钱、麻仁一钱；伤面饭，加炒神曲一钱、炒麦芽五分；伤肉，山楂加五个、砂仁五分。

此方主治产后气短似喘。方中以四物汤去芍药养脾血，白术、黄芪、炙甘草补脾气；干姜温脾，脾阳得复则气血生化充足。气血不亏，上养于肺，则金气得复，此培土生金之法。阳气亏虚，不能达于四肢导致足冷，则加入熟附子，增强全方温阳益气的功效。汗出过多，急加麻黄根、浮小麦以止汗。口渴者，加麦门冬、五味子益气生津。大便不通者，加肉苁蓉，麻子仁润肠通便。饮食积滞者，视其食积证候特点，加入神曲、麦芽、山楂、砂仁以消食。

6. 产后妄言妄见

滋荣益气复神汤　治产后妄言妄见，气短似喘。组成：川芎一钱，当归二钱，怀生地（另煎）二钱，甘草（炙）四分，黄芪一钱，人参二钱，白术一钱，酸枣仁（炒）二钱，柏子仁一钱，茯神一钱，益智（炒）一钱，圆眼肉八个，陈皮三分，麦冬一钱，五味子十粒，莲肉八个，枣二枚，水二钟，煎八分服。

此方主治产后妄言妄见，气短似喘。《节斋公胎产医案·产后妄言妄见》曰："产后妄见妄言，皆由气血两虚而神魂无依也。"指出此病证与气血亏虚密切相关，是气血亏虚导致心肝失养，心不藏神而肝不藏魂所致。因此，治疗当大补气血。方中以四君子汤加黄芪补益正气；易茯苓为茯神，取其安神之功。以四物汤去芍药易熟地黄为生地黄以滋阴养血，共奏补气生血之功。生脉饮益气养阴，既可增强补气益血的功效，且可益气平喘。莲子、龙眼肉补益脾胃，使气血化生有源，陈皮健运脾气，使补而不滞。酸枣仁、柏子仁、益智仁、五味子为王纶补心常用药物，养心而安神。诸药合用，以补为主，乃是从妇人生产之后多虚的特点出发，纵然真有外感也当等气血复后再辨证依法治之。

7. 产后伤食

健脾化食散气汤　治产后受气伤食，问无块痛，服此。组成：白术二钱，当归二钱，川芎一钱，干姜（炙）四分，甘草（炙）五分，人参二钱，麦芽（炒）五分，神曲（炒）一钱。如伤面饭，加陈皮三分、山楂四个、砂仁七分；如伤寒食停，胁下作痛，加桂枝八分。

此方主治产后受气伤食。《节斋公胎产医案·产后忿怒》曰："大抵产后妇弱，受气停食，愈消愈增懑闷，必攻补并行，方化滞进谷。"指出妇人产后气逆与饮食积滞，治当攻补兼施。同时，王纶又言"大凡产后恚怒气逆及产后停食二症，善治者重产而轻怒与食，必补气血为主，佐以顺气调气，则怒郁散而元不损；佐以健脾消导，则停食行而胃思谷，此治产后怒伤食伤之正法也。"认为攻补之间当以产妇之气血作为首要。因此，此方以生化汤去桃仁作为主方，与人参、白术合用大补气血；佐以川芎疏肝理气，神曲、麦芽消食化滞，以治其末。若是饮食积滞较重，则加入陈皮、砂仁、山楂等理气消食之品。

8. 产后类疟

（1）滋荣益气扶正汤

滋荣益气扶正汤　治产后寒热有汗，每午后应期发。组成：川芎一钱，当归三钱，甘草（炙）五分，人参二钱，怀生地二钱，黄芪一钱，橘红四分，麦冬一钱，白术一钱半，麻黄根一钱半，水煎服。夜服六味地黄丸二钱。

此方主治产后类疟。此疟之发生是以产妇气血亏虚为基础，而出现寒热往来等症状。其病以气血亏虚为本，疟为标；或本非疟疾，而是气血亏虚，营卫运行失常，导致出现类疟的症状。若是妄用常山、草果等截疟药物，只会更损气血，加重寒热往来汗出等症状。此时，治疗当以大补气血为主。正如王纶在《节斋公胎产医案·产后类疟》中所曰："夫气血虚而寒热更作，元气弱而外邪或侵，虽乘寒鼓栗，汤火不能温，热如燔炭，冰水不能寒，或昼轻夜重，或日晡寒热，虽所见症与疟类，其治法必当滋荣益气，以退寒热。"本方以生化汤去桃仁、干姜加生地黄补益阴血，以人参、白术、黄芪补益脾气，从而使气血回复。寒热有汗，汗为阳加于阴所致，汗出过多不唯伤阳，更会伤阴。因此，一方面以麻黄根止汗，防止气阴之继续耗伤；另一方面，又以人参、白术、黄芪、麦冬补益气阴，以复亏损之气阴。

（2）加减养胃汤

加减养胃汤　治产后寒热往来，头疼无汗，类疟。组成：川芎一钱，当归二钱，藿香、甘草各四分，茯苓、苍术各二钱，人参一钱半，半夏（制）八分，橘红四分，姜，水煎。弱人加服河车丸。如痰，加竹沥、半夏曲、姜汁；久疟、无汗、不愈，兼煎白术人参膏，以助药力。弱人兼服河车丸。

此方主治产后类疟而有痰者。产后气血亏虚，故以川芎、当归补而不滞，生化阴血；人参、甘草补益正气，共奏益气生血之功效。再以二陈汤加苍术燥湿化痰，痰饮壅盛加入竹沥、半夏曲与姜汁，以增强化痰之功效。疟疾较久，损伤正气，或其人正气亏虚严重，故加白术人参膏或河车丸补益正气，帮助脾气恢复，以行药力。

9. 产后类伤寒三阴症

养正通幽散汤　治产后大便秘类三阴伤寒证。组成：川芎二钱半，当归六钱，甘草（炙）五分，桃仁十粒，肉苁蓉（去甲，酒洗）一钱，陈皮四分，麻仁（炒）二钱，水煎服。如汗多便实，加黄芪、麻黄根各一钱，人参二钱；口渴燥，加麦冬、人参各一钱；腹满，液干，便实，加麦冬一钱、枳壳六分、人参二钱、肉苁蓉一钱。汗出谵语便实，乃气血并竭神衰，心主失守，宜养荣安神加茯神、酸枣仁、远志、柏子仁、肉苁蓉各一钱，人参二钱，白术、黄芪各一钱。

此方主治产后类伤寒三阴证。《节斋公胎产医案·产后类伤寒三阴症》曰："数症多因劳倦伤脾，运化稽迟，气血枯竭，肠腑燥涸，乃虚症类实，当补之。"提出大便不通，口燥咽干，谵语等，皆是由于妇人生产之后气血亏虚，濡养无力所导致。因此，治疗应以滋阴养血为主。本方以生化汤去干姜为基础，补益阴血。不用干姜，恐其温热之性损伤阴血，使已损之血更亏。陈皮疏理中焦之气，使补而不滞，肉苁蓉、火麻仁润肠通便，与补血药配合起来标本兼治。若汗出过多，使津液损伤严重，导致大肠津液枯涸，加人参、黄芪与麻黄根止汗，防止津血进一步耗损。口渴者，加入麦冬、人参益气生津止渴。汗为心之液，汗出过多，损伤心阴心血，导致心藏神的功能异常，当加入茯神、酸枣仁、远志、柏子仁、肉苁蓉、人参、白术、黄芪益气养血以安神。

10. 产后类中风

（1）滋荣活络汤

滋荣活络汤　治产后血少，口噤项强、筋搐类中风。组成：川芎一钱半，当归三钱，怀熟地黄二钱，甘草四分，人参三、四钱，黄芪一钱，茯神二钱，天麻、麦冬各一钱，陈皮、荆芥、防风、羌活各四分，黄连（姜汁炒）四分，水煎服。有痰，加半夏曲七分，竹沥半盏、姜汁少许；伤肉，加山楂、砂仁；伤饭面，加神曲、麦芽；大便秘，加肉苁蓉一钱半；渴，加麦冬、葛根；汗多，加麻黄根一钱；惊悸，加酸枣仁（炒）一钱。

此方主治产后类中风。《节斋公胎产医案·产后类中风》曰："产后血气暴竭，百骸少血濡养，率尔口噤牙紧，手足挛搐，症类中风，又类痫痉。"指出产后类中风的病因在于气血大亏，使经脉失于濡养所导致。因此，治疗当以大补气血为主。如《节斋公胎产医案·产后类中风》曰："虽虚火泛上有痰，皆当以末治之，毋执偏，而用治风消痰之方，当先服生化汤，以生旺新血。"本方以四物汤去芍药加麦冬补益阴血，以人参、黄芪、茯神、甘草补益正气，气血同补，气阴共调。补血药物，黏腻难化，易滞脾气，故以陈皮疏理脾气，气行则滞开。黄连清热，与人参等甘温药物配伍，防止壮火食气，损伤已亏之阴血；且以姜汁炒制，又减轻其寒凉之性，防止凝滞亏虚之气血。天麻与荆芥、防风、羌活等风药配伍以通行经络，使补气养血药物能充分发挥功效。若兼有痰，则佐以半夏曲、竹沥、姜汁燥湿化痰；兼有饮食积滞加神曲、麦芽消食。大便秘结，以肉苁蓉养血通便。

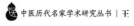

口渴，加麦冬、葛根生津止渴。汗出过多，加麻黄根急固鬼门；气血不足，心失所养，惊悸不安，加酸枣仁，与补气养血药配合以标本兼治，共奏养气血安神之功效。

（2）天麻丸

天麻丸　治产后中风，恍惚语涩，四肢不利。组成：天麻、防风各五钱，茯神一两，川芎七钱，酸枣仁（炒）一两，羌活七钱，人参、远志、山药、柏子仁、麦冬各一两，细辛四钱，南星曲一钱，半夏曲一钱，当归二两，石菖蒲八钱，上为细末，蜜丸，辰砂衣，淡姜汤下二钱半，饥时服。

此方主治产后类中风。此类中风虽是气血亏虚所致，却又有痰湿阻滞经络，使经络失于濡养，故四肢不利，言语謇涩；气血不足，心失所养则恍惚。其本在于气血不足与痰滞经络，其标在四肢不用，心神失养。本方以人参、山药补气，川芎、当归、麦冬养血活血，培补亏虚之气血；南星曲、半夏曲、石菖蒲燥湿化痰，与天麻、防风、羌活、细辛等风药配伍以祛风痰；且风药可通行经络，经络一通则药行诸经，气血得补，痰湿得消，此三者为治类中风之本。茯神、酸枣仁、远志、柏子仁养心安神，与补气养血之药配伍，标本兼治，治疗梦寐恍惚等神志异常。诸药合用，攻补兼施，攻不伤正，补不恋邪；养血而不助痰，通络而不损气血，全面兼顾产后类中风的各个方面。

11. 产后虚汗不止

麻黄根汤　治产后虚汗不止。组成：当归一钱，黄芪一钱半，人参二钱，麻黄根一钱，桂枝五分，粉草（炙）五分，牡蛎二钱，浮小麦一大撮，白术（炒）一钱，血块痛不可用。虚脱汗多，手足冷，加熟附一片，干姜（炙黑）四分；渴，加麦冬一钱、五味子十粒；血块不痛，加熟地黄三分；恶风寒，加防风、桂枝各五分；肥白人产后多汗，加竹沥一盏、姜汁半匙，以清痰火。夜服八味地黄丸。

此方主治产后虚汗不止。生产之时用力过度，导致正气亡失过多，其固涩功能减弱，发为虚汗不止。治之之法，当补益正气，使气能固涩，则汗出自止。本方以黄芪、人参、白术补脾益气，恢复气的固涩功能，以治其本。阳加于阴谓之汗，虚汗不止，气阴两伤，因此佐以当归养血益阴。且人参七分属阳三分属阴，气阴双补，用之甚妙。麻黄根、牡蛎、浮小麦固涩腠理，以治其标。全方以牡蛎散固表止汗为基础方，以浮小麦易小麦，增强止汗功效，而养心除烦之功略减。加上人参、白术、当归补益气血。桂枝通血脉，行营气，使营气在脉道能正常运行而不溢出脉外则汗不出。诸药合用，标本兼治，且兼顾妇人产后多虚的特点。汗出过多，导致阳虚，此时当佐以附子、干姜，温阳固表止汗。口渴者，加麦门冬、五味子以生津止渴。瘀血已散，新血未生，故加熟地黄生血。腠理开泄，卫表不顾，外邪来袭，加防风、桂枝祛散外邪。肥人多痰，痰湿过多，迫津外泄，加重自汗，故加竹沥、姜汁化痰。

12. 产后盗汗

止汗散　专治盗汗。组成：人参二钱，当归三钱，麻黄根一钱半，熟地黄三钱，牡蛎（炒，研细）二钱，小麦麸（炒，研末）三钱，白汤调服。

此方主治产后盗汗。此方与麻黄根汤类似，以牡蛎散为主方；然此方主治盗汗，非麻黄根汤之自汗，故以人参代黄芪，一方面取其自汗之功，另一方面更用人参补阴之能，复已伤之阴液。熟地黄、当归滋补阴血，此乃继承"丹溪之治"，以养血之品培亏损之阴。诸药合用，标本兼治；益气复阴，固表止汗，则阴液复而盗汗止。

13. 产后口渴

生津止渴益水散　治产后口渴，或兼小便不利。组成：黄芪一钱半，人参、怀生地、麦冬各二钱，五味子十粒，当归三钱，茯苓八分，升麻、甘草各四分，葛根一钱。如汗多，加麻黄根、酸枣仁各一钱，浮小麦一大撮；大便久不通，加肉苁蓉一钱半；渴甚，用生脉散代茶。

此方主治产后口渴，或兼小便不利。妇人生产过程中，由于汗出过多损伤正气，导致脾气亏虚无以运化津液；或失血太多导致津液耗伤，无以上奉与下承，导致口中失于滋养则为口渴，膀胱失于灌注则小便不利。此时治法不可一味滋阴，否则滋阴药物难以运化而反困脾肺之气；亦不可妄作火邪，苦寒药用之不当会更损正气，凝滞津血；更不可妄用五苓散之辈，强通其水则津液愈涸，阴血愈涩。治之之法，当气血同补，滋阴养血，使津液化生有源；健脾益气，使津液正常上奉于口，下输膀胱，则口渴自止，小便自通。正如王纶在《节斋公胎产医案·产后口渴或兼小便不利》中所曰："治法必当助脾益肺，升举气血，则气血流行，阳升阴降，斯水入经而为血为津，谷入胃而气脉行，自然津液充而便利均调矣。"本方以四君子汤易白术为黄芪为基础，补益正气；生地黄、麦冬、当归滋养阴血；再用生脉饮益气养阴，气阴双补；升麻、葛根升提中阳，将津液上奉于肺，肺气向上宣发则口渴止，向下肃降则小便通。同时，升麻与补脾益气药配伍则有升阳之功，可促进补脾药物功效的发挥。诸药合用，以补益脾肺，健运气血为主，气血充则诸症除。汗出过多者，加入麻黄根、酸枣仁与浮小麦，以益气固表止汗。气血亏虚严重，大肠中的津液无源为济，则加入肉苁蓉补益精血，润下糟粕。

14. 产后霍乱

（1）附子散

附子散　治产后霍乱吐痢，手足逆冷，无块痛服此方。组成：当归二钱，白术一钱，陈皮、干姜炙、丁香、甘草各四分，人参一钱，附子五分为末，粥饮调下。

本方主治妇人产后霍乱吐泻，导致阳气损伤，无以温暖四末而手足逆冷。产后气血大亏，故用四君子汤，方中以附子、干姜易茯苓温补脾阳；

附子与干姜配伍，温暖中焦脾胃之力甚强，可温通经络，峻补真阳，使经络通则四肢温，阳气复则泄泻止。再佐以陈皮、丁香，调理中焦之气机，复胃气之通降；中焦气机升降回复正常，则呕逆止。当归补血，可防止用药温燥损伤阴血脾阴，使全方贵有节制。诸药合用，气血得复，经脉得通，诸症自止。

（2）温中散

温中散 治产霍乱，吐痢不止，无血块痛可服。组成：人参、白术、当归、厚朴、干姜、茯苓、草豆蔻、姜，水煎服。

本方主治妇人产后霍乱吐泻。产后气血大亏，故用四君子汤，以干姜易甘草温补阳气。干姜温脾暖中，与补气药配伍，温阳益气功效甚佳。不用甘草，因脾胃气虚，中焦气机不利，而甘草其性黏腻，用之恐碍中焦之气机，阻脾胃之升降。当归补益阴血，与补气药结合起来气血同补，且可防止用药损伤阴血。厚朴、草豆蔻理脾胃之气，复中焦之升降。中焦气机升降正常，不上逆则呕吐止，不下陷则泄泻停。

15. 产后呕逆

温胃丁香散 治产七日外，患呕逆不食。组成：当归、白术各二钱，干姜四分，陈皮、甘草、前胡、藿香、姜，水煎服。

本方主治产后寒邪内犯，导致胃气上冲，呕而不能食。方中以白术、干姜、甘草温补脾阳，当归补益阴血，诸药合用，气血同补，阴阳同复；陈皮、前胡、藿香理中焦之气机，复脾胃之升降，共奏降气止呕之功效。诸药合用，通过恢复脾阴脾阳的平衡，来达到调理中焦气机之目的，则胃和呕逆止，脾健水谷入。

16. 产后虚弱

生津益液汤 治产后虚弱，口渴少气力，由产血少、汗多内烦，不生津液作渴。组成：人参、麦冬、茯苓各一钱，大枣三个，小麦（炒）一撮，竹叶二十片，甘草四分，栝楼根，大渴，加芦根。

本方主治产后虚弱，气血不足导致的口渴、少气、心烦等。产后气血亏虚，阴液不能上承则口渴，虚热内扰心神则心烦。本方以人参、茯苓、甘草补益正气，麦冬、栝楼根养阴润燥，合用则气阴双补。大枣、小麦补养心血，竹叶清心，合用则标本兼治，共收除烦之功效。诸药合用，标本兼治，心脾同调，共收补气养阴安神之功效。口渴严重，加上芦根，与淡竹叶配伍，清热除烦；与栝楼根、麦冬配伍，滋养已亏之阴液。

17. 产后水肿

健脾利水补中益气汤 产七日外用。组成：人参、白术各二钱，茯苓、白芍各一钱，陈皮五分，木瓜、紫苏、木通、大腹皮、苍术、厚朴各四分。如大便不通，加郁李仁、麻仁各一钱；如因寒邪，湿气伤表，无汗而肿，宜姜皮、半夏、紫苏叶，加于补气方中以表汗。

本方主治妇人产后水肿。妇人生产过程中，耗气伤血太过，导致肺脾功能异常，不能正常运化津液，津液内停则发为水肿。如《节斋公胎产医案·产后水肿》曰："手足浮肿，皮肤光亮，乃脾虚不能利水，肺虚不能行水也。"可见水肿只是疾病外在的表现，其本在于气血亏虚，故不能妄用利水之剂，否则淡渗太过反而更耗伤脾肺已亏之气，使气愈虚，水愈结。治法当以补脾益肺为主，使脾肺行水的功能恢复正常；稍佐以理气行水之品，则水肿自除。此方以四君子汤为基础，以苍术易甘草，补益脾气，健脾燥湿；不用甘草，以防其黏腻，加重水湿，故代以苍术健脾燥湿；白芍兼顾脾阴，防止补气理气之品，过于温燥损伤脾之阴血，同时可以防止通利太过，反伤阴血；陈皮、紫苏叶、厚朴、大腹皮疏理中焦之气机，使气行则水化；木瓜和胃化湿，专治水肿。诸药合用，将补益气血、理气与化湿，集于一方之中，标本兼治。大便不通，加郁李仁、火麻仁润下大便，不伤气血。寒湿客表，加生姜皮、半夏、紫苏叶等辛温之品，发散在表之寒湿。

18. 产后怔忡惊悸

（1）加减养荣汤

加减养荣汤　治产后怔忡、惊悸。组成：当归、川芎、茯神、酸枣仁、人参、麦冬各二钱，远志（去心）、黄芪、白术各一钱，圆眼肉十个，陈皮、甘草（炙）各五分，姜，水煎。如虚烦，加竹茹一团；痰，加竹沥、姜汁。

此方主治产后怔忡、惊悸。生产过程中气血大伤，心失所养，心神不宁，则发为怔忡、惊悸。治之切不可用苦寒之品，如朱砂、黄连之类，用之会更损气血，愈加惊悸。王纶提出："惟调和脾胃，补养心血，俾志宁神安，气舒心宁而病愈矣。"（《节斋公胎产医案·产后怔忡惊悸》）主张从补益心脾入手。本方以归脾汤进行加减，气血双补，心脾同调，以达补益气血安神之目的。木香、川芎温燥，用之恐耗伤已亏之气血，故去木香，减少川芎用量。麦冬滋腻，恐阻遏已亏之脾气，为防其黏腻故去而不用。如若心烦，则加入竹茹除烦。有痰，则加入竹沥、姜汁以化痰。

（2）养心汤

养心汤　治产后心血不宁，惊惕不安。组成：黄芪一钱，茯神八分，当归二钱，川芎八分，麦冬（去心），远志（去骨）八分，酸枣仁一钱，柏子仁一钱，五味十五粒，人参一钱半，甘草（炙）五分，姜，水煎。

本方主治产后怔忡、惊悸。妇人产后气血亏虚，无以养心则发为此病证。方中以四君子汤为基础，以黄芪代白术、茯神代茯苓，补益正气，养心安神；川芎、当归、麦冬滋补阴血，使补而不滞，与补气药同用气血并治，阴阳同调；远志、酸枣仁、柏子仁、五味子养心安神，与补益气血药配伍，标本兼治。心气恢复，心血得养则惊惕止，不安除。

19. 产后疼痛

（1）玄胡索散

玄胡索散　治产后小腹痛。组成：延胡索、肉桂各一线，为末。

本方主治产后小腹痛，为治标之方剂，往往与加减生化汤配合使用，方为标本兼治之法。方中延胡索理气活血止痛，肉桂一方面温通经脉，活血止痛；另一方面引药归经，以防止延胡索损伤气血。

（2）趁痛散

趁痛散　治产后虚劳导致的指节疼痛，头痛，汗不出。组成：当归二钱，甘草三分，黄芪、白术、牛膝、独活、肉桂各八分，薤白八根，姜三片，水煎服。

本方主治产后虚劳导致的指节疼痛，头痛汗不出。《节斋公胎产医案·产后虚劳指节疼痛头痛汗不出》曰："产后遍身疼痛，由产后百节开张，血脉流散。气弱则经络间血多滞，累不散，则筋脉急引，骨节不利，故腰背不能转侧，手足不能动履；或身热头疼。"指出本病之病机，属产后气血亏虚，风邪乘机侵袭，客于肌表关节。本方以黄芪、白术、肉桂、甘草温阳益气，当归补血，薤白、牛膝温通经络，共奏温经止痛之功效。独活祛风止痛，且与黄芪配伍，祛邪而不伤正，补正而不恋邪。诸药合用，以补为主，补中兼通，使气血得复，经络得通，疼痛自止。

（3）养荣壮肾汤

养荣壮肾汤　治产后感风伤冷，腰疼不可转症。组成：当归二钱，独活、桂心、川芎、杜仲、续断各八分，防风四分，桑寄生八分，生姜三片，水煎服。服两帖后，痛未止，属肾虚，加熟地黄三钱。

本方主治妇人产后腰疼。《节斋公胎产医案·产后腰疼》曰："产后腰疼，由女人肾位系胞。腰为肾府，至产劳伤肾气，损动胞络；或虚未平复，而风寒乘之。"其病因有外感与内伤两方面。外感为风寒乘虚客之，内伤为肾气虚衰。因此，治之当从补肝肾，祛风湿立法。本方以当归、川芎补益精血；桂心、杜仲、续断补益肝肾。五药合用，培补肾中精血，使肾强则腰强。防风、独活祛在腰之寒湿。桑寄生既可补肝肾，又可祛风湿，一药而有两用之功，标本兼治。本方取法孙思邈的独活寄生汤，又根据妇人之特点灵活加减，对于妇人产后腰痛尤为适宜。若服药后症状缓解较少，是因为肾虚严重，一时难复所致；故加入熟地黄于本方之中，加强补益肾精的功效。

三、儿科病证

王纶在论述小儿疾病的过程中，一方面以钱乙之思路作为准绳，用药往往药简力轻，顾护脾胃，治病而不伤正。另一方面，王纶儿科治病用药的特色在于，将儿科的疾病多归属于肝、脾二经。

（一）小儿外感

小儿外感属于小儿常见的外感疾病，钱乙对小儿外感辨证论治有详细论述。钱乙根据小儿"脏腑柔弱，易虚易实，易寒易热"（《小儿药证直诀·原续》）的生理特点，创制败毒散，"培其正气，败其邪毒"。同时钱乙还创制浴体法、滴鼻法等外治疗法，治疗小儿外感。王纶认为，小儿禀赋甚弱，用药容易损耗小儿阳气。因此，在《明医杂著·伤风流涕》中指出："冒轻者，不必用药，候二三日，多有自愈。"认为小儿外感表证病情较轻者，可不用药物治疗，当依靠小儿旺盛之阳气祛邪外出，或用些许平和之品，扶助正气以祛除表邪。此时用药应避免峻猛辛散之品，只可"微解"，防止其损伤正气，重伤脾胃。

同时，王纶还反对钱乙"败其邪毒"的治法。如《明医杂著·伤风流涕》曰："凡散利败毒，非幼稚所宜。"指出正确的治法当是从"化痰"入手，再佐以些许解表之品。如《明医杂著·伤风流涕》曰："小儿八岁以下无伤寒，虽有感冒伤风，鼻塞、流涕、发热、咳嗽，以降痰为主，略加微解。凡散利败毒，非幼稚所宜。"王纶与钱乙观点之别姑且不论，王纶从痰论治小儿外感实际上是其重痰思想的延伸，丰富了中医对于小儿外感的认识和治疗。

（二）小儿急惊

1. 泻有余之肝和补不足之脾

王纶在《明医杂著·小儿病多属肝脾二经》中指出："小儿病，大率属脾土、肝木二经。肝只是有余，有余之病似重急，而为治却易，见效亦速；脾只是不足，不足之病似轻缓，而为治却难，见效亦迟……若肝木自旺，则为急惊，目直视或动摇，手足搐搦，风痰上壅等症，此为有余，宜伐木泻肝、降火清心。若脾胃虚而肝木来侮，亦见惊搐动摇诸症，但其势微缓，名曰慢惊，宜补养脾胃，不可错认，将脾经误作肝经治也。"王纶明确将小儿之病归结于肝、脾二经，并指出肝病多表现为有余，脾病多表现为不足。因此，王纶治小儿病用药，处处从泻有余之肝和补不足之脾入手，这一原则充分体现在小儿惊风之中。

《明医杂著·急惊》曰："急惊是有余之症，属肝木、心火阳邪太旺，宜直泻之，降火下痰是也。五脏俱有阴阳，如肝气为阳为火，肝血为阴为水。肝气旺则肝之血衰矣，火妄动则水被煎沸不宁矣。阳旺阴消，风火相搏，阴血走散，势所必至也，故亦宜养血。急惊虽属肝、心，然木火旺则肺金受亏，不能平木，木来克土，斯损矣，故亦宜养脾。况治惊诸药，大率祛风、化痰、泻火峻厉及脑、麝辛散之味，易于消阴血、损脾胃者。故治有余急惊之症，先须降火下痰一二服，后加养血安神之药。若饮食少，大便溏，或吐泻，则当兼补脾胃。若脾胃原虚，当于直泻药中加补脾药。若屡作屡服利惊驱逐之药，便宜认作脾虚血散，治惊药内加养血补脾药，不可用温热丁香等药，恐助胃火，宜参、术、芍药等以补脾中气血，麦门冬、黄连以清金制木。"

对于小儿急惊，王纶认为一方面主要是心肝火旺，治疗当清热降火，以保存阴血。另一方面，肝火旺盛易伤脾土，且清热降火化痰之品易损脾胃，故当以"参、术、芍药等以补脾中气血"，将泻有余之肝和补不足之脾结合起来。

2. 急惊变慢惊当以补脾养血

急惊之症，都是由于肝火、心火旺盛，引动痰饮上涌而表现出来的一类证候。因小儿本身肝常有余，体内阳热旺盛，因此急惊极易发作。治疗当针对疾病的根本论治，以祛风化痰息火之药，清有余之阳热。然小儿尚有"脾常不足"的生理特点，因此在应用清热药物的同时，还要注重易虚之脾胃，用药不应过于峻猛，防止损伤脾胃；同时应将清肝火，息肝风与补脾胃，益阴血结合起来，肝脾同治，有余与不足共调。

《明医杂著·急惊变慢惊》曰："急惊屡发屡治，用直泻药既多，则脾损阴消，变为慢惊。当主以补脾养血，佐以安心、清肺、制肝之药。"小儿脾常不足，在急惊的治疗过程中，由于用药不慎，损伤脾胃，导致经络失于濡养，急惊从而变为慢惊。此时疾病的主要矛盾已从有余之肝变为不足之脾，因此治疗重点应该是以补脾养血为主，促进亏虚的脾胃功能的恢复；同时佐以安心、清肺、抑肝之药，针对小儿有余之肝用药，肝脾同治。

（三）小儿嗜睡

小儿嗜睡，又称小儿好睡，属于儿科常见疾病。关于小儿嗜睡的论述，历代医家多从阴阳方面着眼，认为其病机为阴盛阳虚。李东垣与朱丹溪对于嗜睡的认识，多立足于脾胃。如《脾胃论·肺之脾胃虚论》曰："脾胃之虚，倦怠嗜卧。"《丹溪心法·中湿》曰："脾胃受湿，沉困无力，怠惰好卧。"皆将嗜睡的病机归为脾虚湿困。王纶继承李东垣与朱丹溪的思想，治此病主要从健脾和祛湿化痰入手。

《明医杂著·小儿好睡》曰："小儿时时好睡，乃脾虚困倦也，不必用温胆汤……又脾胃有伤，郁滞不清，亦惊动不安。此又脾胃与痰所致，非由心血也。宜消食、化痰，食去痰除，则补脾胃。"小儿嗜睡，多是由于脾气虚衰，清阳化生不足，导致阳气无以出于表所致。因此，王纶治疗多从脾胃入手，清除脾胃的饮食积滞、痰湿等，同时佐以补益脾胃，恢复脾气升清的功能，使阳气化生有源，足以出于表，则嗜睡自消。同时由于化痰之药如半夏等温燥容易损伤脾阴，导致脾的阴阳失去平衡，因此主张用药宜简，选用平和而不甚峻烈之品，防止药伤脾胃。

（四）小儿先天不足

1. 先天肾虚无药可补

《灵枢·天年》曰："以母为基，以父为楯，失神者死，得神者生也。"提出人体之精由父母之精血所化生，藏于肾中变为肾精，对人体的生命活动和生长发育起着十分重要的作用。若肾精不足，不能变化为肾气，推动人体的生长发育，在小儿则发为五迟五软等各种疾病。针对这种疾病，历代医家多采用补肾益精的方法进行治疗。关于小儿先天不足，钱乙根据张仲景之肾气丸，结合小儿阳热有余的特点，去掉大辛大热之桂枝、附子，创制六味地黄丸，将其列为治小儿先天不足之圣方。后世医家治小儿先天不足的方剂，也多以钱乙之六味地黄丸为基础，其组方思路也或多或少受到六味地黄丸影响。

然而，王纶对小儿先天不足的病机与治法，却有不同的见解。如《明医杂著·小儿无补肾法》："小儿无补肾法，盖禀父精而生，此天一生水，化生之源，肾之根也。此根日赖脾胃乳食水谷长养，男至十六而肾始充满；既满之后，婚媾妄用亏损，则可用药补之。若受胎之时，禀之不足，则无可补；禀之原足，又何待于补耶！"由此可见，王纶将小儿肾虚的原因，分为先天和后天两个方面。先天肾虚，是由于遗传自父母的精微物质不足；后天肾虚，是由于脾胃虚弱，不能将饮食水谷化为精微以充养肾精。因此，王纶提出先天肾虚无药可补，后天肾虚当从补益脾胃入手。其拓展朱丹溪"补肾不如补脾"的理论，提出了"小儿无补肾法"的理论，为后世治疗小儿疾病提供了新的思路。王纶这一思想，为张介宾所继承。如《景岳全书·小儿则》曰："如果先天不足，而培以后天，亦可致寿。"他主张培补后天以养先天，对中医儿科发展与完善影响颇大。

2. 补肾不如补脾

关于"补肾不如补脾"这一理论的记载，最早见于宋·孙兆。宋·张锐所著《鸡峰普济方·卷十二》曰："治脾胃虚弱，不人饮食。孙兆云：补肾不如补脾。脾胃既壮，则能饮食；饮食既进，能旺荣卫；荣卫既旺，滋养骨骸，保养精血。是以《素问》云：精不足补之以味，形不足补之以气。宜服此药，大补脾肾虚损，温中降气化痰进食。"孙兆的这一学说，得到朱丹溪的赞同与推崇。如《格致余论·养老论》曰："补肾不如补脾，脾得温则易化而食味进，下虽暂秘，亦可少回。"主张治疗老人疾病，注重从脾入手。因老年人体虚，脾胃功能下降，不足以运化汤药饮食；此时若是妄加熟地黄、附子、女贞子、墨旱莲等补肾之品，恐脾胃虚而难运化，进而酿生痰饮等病理产物。因此，朱丹溪提出补脾以补肾这一治法，通过补益脾胃的功能，使气血化生有源，补后天以养先天。此法虽较之直接补肾起效较缓，短期效果未必显著，但却可以防止用药损伤脾胃，酿生其他病理产物，对于脾肾两虚的患者尤为适宜。王纶继承朱丹溪"补肾不如补脾"之说，在《明医杂著·小儿无补肾法》中，对此加以阐释和发挥，主张用于小儿疾病的治疗。

（五）小儿脐风

1. 小儿脐风还可由胎毒引起

小儿脐风，又名风噤、风搐、噤风、马牙风、初生口噤、四六风、七月风等，属于儿科急症，死亡率极高。其临床表现为哭闹不止，烦躁不安，喷嚏等。《诸病源候论·脐疮候》："初生断脐，洗浴不即拭燥，湿气在脐中，因解脱遇风，风湿相搏，故脐疮久不瘥也。脐疮不瘥，风气入伤经脉，则变为痫也。"脐风这一病名，出自唐·孙思邈的《备急千金要方》，其曰："即自生寒，令儿脐风。"关于小儿脐风的治疗，晋·皇甫谧在《针灸甲乙经·小儿杂病》中指出："小儿脐风，目上插，刺丝竹空主之。"又曰："小儿脐风，口不开，善惊，然谷主之。"提出以针刺的方法进行治疗。总而言之，关于小儿脐风的病因，多认为与风、寒、湿、痰等因素有关。因此，治疗用方多是化痰祛风之品。但王纶认为小儿脐风还可由胎毒引起。胎毒内蕴，影响阳明经经气运行，郁而化火，热生风动，导致脐风。因此，治疗当从清泻阳明火邪入手。如《明医杂著·脐风》曰："小儿初生百日内脐风，方书率用南星、僵蚕等风药，多不效，当作胎毒，泻阳明火邪。"

2. 主张清胎毒以息风

王纶从胎毒论述小儿脐风的思想，实际是受到朱丹溪的影响。在朱丹溪的医案之中，多有关于胎毒的论述。如朱丹溪在《格致余论·慈幼论》中，有三例医案与胎毒有关，现详述如下：

《格致余论·慈幼论》曰："东阳张进士次子二岁，满头有疮，一日疮忽自平，遂患痰喘。予视之曰：此胎毒也。慎勿与解利药。众皆愕然。予又曰：乃母孕时所喜何物？张曰：辛辣热物是其所喜。因口授一方，用人参、连翘、芎、连、生甘草、陈皮、芍药、木通，浓煎。沸汤入竹沥与之，数日而安。或曰：何以知之？曰：见其精神昏倦，病受得深，决无外感，非胎毒而何？"

《格致余论·慈幼论》曰："予之次女，形瘦性急，体本有热；怀孕三月，适当夏暑口渴思水，时发小热。遂教以四物汤加黄芩、陈皮、生甘草、木通，因懒于煎煮。数帖而止。其后，此子二岁，疮痍遍身，忽一日其疮顿愈，数日遂成痎疟。予曰：此胎毒也。疮若再作，病必自安。已而果然。若于孕时确守前方，何病之有？"

《格致余论·慈幼论》曰："又，陈氏女八岁时得痫病，遇阴雨则作，遇惊亦作，口出涎沫，声如羊鸣。予视之曰：如胎受惊也。其病深痼，调治半年，病亦可安。仍须淡味以佐药功。与烧丹元，继以四物汤入黄连，随时令加减，半年而安。"

以上三例医案之中，朱丹溪认为母亲怀孕之时，饮食、活动、情志等异常，会影响体内气血的运行，酿生胎毒，传至胎儿，发为疮痈、癫痫等疾病。朱丹溪重视胎毒致病的思想，深深影响到王纶。因此，王纶在论述小儿脐风时，指出胎毒是一个十分重要的因素，因此主张清胎毒以息风。然而关于清胎毒的具体方药，王纶并未详细论述，也无相关医案可以参考。但因王纶私淑朱丹溪，因此其清胎毒思想当与朱丹溪的认识相关。以上两例医案中，朱丹溪治疗胎毒导致的疾病，用四君子汤、四物汤之类，补养气血，佐以化痰、清热之品。对于胎毒致病，王纶主张"泻阳明火邪"。同时，虽然提出"率用南星、僵蚕等风药，多不效"，却并不是反对用风药，而是认为风药当与清泻阳明火热之药相配伍。痰湿内蕴，壅遏气机，郁而化火，一方面当以天南星、白僵蚕等清化痰湿，治病求本；另一方面又当清痰湿所化之火，治标以救急。只有标本兼治，将化痰祛风与清热泻火结合起来，方为正治。

《素问·阴阳应象大论》曰："壮火之气衰，少火之气壮。壮火食气，气食少火。壮火散气，少火生气。"《黄帝内经》认为，邪火内蕴可损伤气机，可导致气虚，张仲景创制的白虎加人参汤即是此意。朱丹溪继承《黄帝内经》思想，治疗胎毒所致疾病注重以四君子汤、四物汤之类培补气血，同时兼顾小儿体质脆弱的特点，防治药过伤正。可见朱丹溪治胎毒多从祛邪、扶正和清热三方面入手，此为王纶"泻阳明火邪"之内涵，也是王纶治疗小儿脐风的基本思路。

（六）小儿潮热

关于小儿潮热，属宋代的《圣济总录》的论述最为明确。《圣济总录·小儿潮热》曰："小儿潮热者，身体发热，作止有时，故谓之潮热。由保养失宜，风冷邪气，客于分肉之间，每遇卫气至，则真邪相搏，故令发热。欲知在何经络，当观间甚之时，属何腑脏，各循其经以调之。"认为小儿潮热的病因主要是外感，邪气与卫气相搏则发热，因此，治疗当视邪气所属经络脏腑而随证治之。同时，《圣济总录·小儿潮热》还列出地骨皮饮、青蒿汤方、白鲜皮汤等，作为小儿潮热的治疗方剂。

王纶对于小儿潮热的辨治从内伤入手，其角度与《圣济总录》不同。如《明医杂著·潮热》曰："多是饮食停积郁热，由中发外，见于肌表。"认为小儿潮热的病因，多是由于饮食内停，郁而化热，熏于肌表所致。因此，一方面，他治疗上主张以消食为主，"理其中，清阳明之热"，认为食积一消，清气上升，浊气下流，内热自除。另一方面，王纶还认为，小儿潮热也可能是由于小儿阳气旺盛，属于正常的生理现象，不必用药，此时若妄用清热解表方药，反会损伤小儿正气。如《明医杂著·潮热》曰："小儿潮热，或壮热不退，多是变蒸及五脏相胜，不必用药。"

（七）儿科杂病

在《明医杂著》的许多篇章中，王纶对儿科杂病，并未进行病因病机等方面的阐述，但是却详细列出其临床症状、治法和方剂加减等内容。从中可见其临床辨证施治过程，往往有确切的疗效。现就王纶治疗儿科杂病之方剂解析如下：

1. 小儿目睛频动

治小儿肝经火旺，目睛频动，痰气上升，或壮热惊搐，面色红，脉有力，脾胃无伤，宜泻肝火。组成：川芎八分，当归（酒洗）、柴胡、橘红、枳壳（炒）、天麻各六分，甘草四分，茯苓、白芍药（炒）各八分，黄连（酒炒）四分，薄荷三分，上每服二钱，姜，水煎服。

《丹溪心法·火》提出"气有余便是火"，亦即，气机郁滞严重可导致火热内生。因此，肝火亢盛的根本原因，在于肝郁气滞；故当用川芎、柴胡、薄荷疏肝理气，黄连，甘草清热泻火，标本兼治。肝体阴而用阳，肝火亢盛容易损伤肝阴肝血，导致肝阴肝血不足。因此，以当归、白芍滋养肝血，以复为肝火所伤之阴血，可以起到既病防变的作用。小儿脾常不足，疏肝气药温燥，清火热药苦寒，用之过多容易损伤易亏之脾；故以茯苓补脾气，当归、白芍滋脾阴，恢复脾的阴阳平衡；橘红、枳壳梳理中焦之气，恢复中焦气机的正常运行；天麻辛甘无毒，主治"头风""小儿风痫惊气"等，配伍于诸药之中标本兼治，平肝息风而不伤脾，补益脾胃而不助肝风，则肝风息，火热除。

2. 小儿慢惊

治小儿脾经不足，土败木侮，目睛微动，四肢微搐，或潮热往来，脾胃有伤，饮食少进，或泄泻，呕吐，面色黄，脉无力，宜补脾胃。组成：白术一钱三分，黄芪（蜜炙）、川芎、当归（酒洗）、陈皮、人参、肉豆蔻（煨）、神曲、干葛各五分，白芍药（酒炒）一钱，黄连、甘草（炙）各四分，半夏、白茯苓各七分，上姜，水煎服。

此方主治小儿慢惊。此病因脾胃虚衰，土虚木乘，肝风内动所致。因此，治疗重点应在脾而不在肝。白术、黄芪、人参、茯苓、甘草，乃四君子汤加黄芪组成，属于朱丹溪治气之基本方剂。干葛"补脾虚""升提胃气"，与四君子汤加黄芪配伍，共同补益脾气。小儿脾常不足，运化饮食水谷的能力尚且稚嫩，因此容易发生饮食积滞，故以肉豆蔻、神曲消饮食之积滞；半夏、黄连一清热，一散郁结，可防止食积化热；白芍、当归补益脾阴，与补益脾气药配伍，可恢复脾阴脾阳；川芎、陈皮疏理中焦之气机，与补脾气、滋脾阴药配伍，共同调理脾胃。

3. 小儿惊动不安

治小儿心血虚，睡中惊动不安，或受惊吓而作，主清心安神降痰。组成：人参、半夏（汤泡）、酸枣仁（去壳炒），茯神（去心）各一钱，当归（酒洗），橘红、赤芍药各七分，五味子（杵）五粒，甘草（炙）三分，上水煎，入姜汁、竹沥少许，入牛黄半分尤妙。若温暖之月，心经多热，加生地黄、山栀仁各五分，麦门冬七分，淡竹叶。若方饮食，因惊而停滞者，须先消饮食，然后治惊，惊药内仍加白术、麦芽以理脾胃。惊则气散，宜收补其气；惊则痰聚，宜消化其痰。

小儿睡中惊动不安，或因心血亏虚，濡养失司所致；或因脾胃痰热，上扰心神所致。心血不足，当补益心血，故以当归、赤芍养血安神，酸枣仁、五味子以子养心，合人参、茯神、炙甘草养心安神。脾为生痰之源，痰饮之化生在于中焦斡旋失司，故以半夏、橘红理气化痰，姜汁、竹沥引药归经，帮助半夏、橘红理气化痰，促进痰饮消散。诸药合用，痰饮得消，心神得安，惊动自止。若痰饮已经化热，入牛黄半分，加强清热化痰功效。夏月火热严重，火旺阴伤，故以生地黄、栀子、麦门冬、淡竹叶清热养阴。小儿脾常不足，饮食积滞最常见。若是饮食积滞导致，当先消除饮食积滞，祛除疾病发生的根本。然消食导滞药易伤脾胃，故药后当用白术、麦芽加以调理，顾护易亏之脾气。

4. 小儿食积发热

治小儿食积，郁热发于肌表，潮热往来，主理中清阳明之热。组成：

白术（炒）、山楂、白芍药（炒）各一钱，黄连（炒）、枳实（麸炒）、川芎、香附米（炒）、升麻各七分，干葛一钱二分，甘草、炙草各三分，上用姜，水煎服。若食积去后，潮热未除，减山楂、枳实、香附、川芎，加人参、黄芪、陈皮各五分，再加白术二三分。有痰加半夏六分。

小儿饮食积滞郁于中焦，食郁而化热。因此，治疗当从中焦阳明入手。由于食积和脾伤为关键病机，故一方面以山楂消食，以黄连清饮食郁滞之热；另一方面以白术、白芍、炙甘草健脾益气养阴；食积于中，气机不行，故以枳实、川芎、香附疏理中焦气机；升麻、柴胡、干葛升提中气，与补脾药物配伍，可使脾胃之清气上升；与理气药结合，可促进饮食积滞消散，一药而有两用之功；生甘草清食积之热，同时与炙甘草同用调和诸药，使补脾药、清热药与理气药既各行其道，由互为佐助。诸药合用，脾胃运化正常，食积消散，郁热自除。

5. 小儿外感

治小儿发热感冒，鼻流清涕，或咳嗽吐痰。轻者且勿药，候一二日多自愈，重者用轻和之剂。组成：橘红、半夏（炮）、桔梗、川芎各五分，白茯苓、桑皮（蜜炙）各七分，甘草（炙）、防风各四分，薄荷、枯黄芩（炒）各三分，白术一钱，上每服二钱，姜，水煎服。

此方为王纶治疗小儿感冒严重而不能自愈的方剂。小儿脾常不足，且脾为生痰之源。因此，儿科外感当注重肺脾同调，气与痰同治。故以橘红、半夏燥湿化痰，治痰之标；川芎理脾气，茯苓、白术健脾燥湿，治痰之本，如此可标本兼治；桔梗、桑白皮宣降肺气，黄芩清肺热，共同达到止咳的功效。防风、薄荷和生姜，轻清而不峻烈，解表而不伤正。全方之重点在于调理脾肺，稍稍佐以解表之药，其主要目的是通过脾肺同调，借助小儿"阳常有余"之体质，以祛邪外出。

6. 小儿疳病

治小儿疳病，症见大便色泔白，小便浊或澄如米泔者，此属疳病。组成：白术、黄连（姜水炒）、白茯苓、泽泻、山楂、白芍药（炒）各一钱，青皮四分，甘草三分，上姜，水煎服。

小儿疳病，与"脾常不足"有关。由于饮食未能充分消化吸收，故而出现大小便的异常。治疗当从补脾气入手，以四君子汤减人参，补益脾气，白芍补脾阴，调整脾之阴阳。不用人参，是因小儿属纯阳之体，人参用之不当，恐助长火邪。小儿脾常不足，消化与吸收饮食的能力不足，容易酿生饮食积滞，故以山楂消食，黄连清食积所化之热。青皮疏肝，使肝木不乘脾土。泽泻利水，通因通用。炙甘草调和诸药。诸药合用，以补脾益气为主，兼顾脾阴，且防止食积化热。

7. 小儿病后调理

（1）脾胃得复诸症自退

治小儿大病后面黄肌瘦，目时动，齿微咬，发稀少，未能大行，因误服解表、泻利伤克诸药而致者，宜长缓调理，复全胃气。组成：白术一钱二分，白芍药（酒炒）、白茯苓各八分，人参、陈皮、川芎各六分，甘草（炙）、黄芪（蜜炙）、当归（酒洗）各四分，半夏、山楂各六分，上用姜、枣，水煎服。

小儿在疾病过程中失治误治，导致已亏之脾气虚衰，从而酿生面黄肌瘦、目时动、齿微咬、发稀少等病证。治法当补益脾胃，使脾胃得复，病证自愈。方中人参、白术、茯苓、炙甘草、黄芪为四君子汤加黄芪，大补脾气，少火生气。白芍、川芎、当归乃四物汤去熟地黄，滋补脾阴，使脾之阴阳恢复平衡。不用熟地黄，因其滋腻难化，本有脾气虚衰，用之不当恐酿生痰湿，阻滞已亏之胃气。半夏、陈皮燥湿化痰，防止脾虚酿生痰湿，且二药为朱丹溪解郁之基本药对，体现了王纶对朱丹溪治郁理论的继承。

山楂消食，预防饮食积滞。诸药合用，重点在于恢复脾的阴阳平衡，且将治郁贯穿于补益之中。

（2）补益心气而安神镇惊

安神镇惊丸 用于惊退后调理。安心神，养气血，和平预防之剂。组成：天竺黄（另研）、人参、茯神、南星（姜制）各五钱，酸枣仁（炒）、麦门冬、当归（酒洗）、生地黄（酒洗）、赤芍药（炒）各三钱，薄荷、木通、黄连（姜汁炒）、山栀（炒）、辰砂（另研）、牛黄（另研）、龙骨（火煅）各二钱，青黛（另研）一钱，上为末，蜜丸绿豆大。淡姜汤送下，每服三五丸。

心神不安，主病在心。属虚证者，首当补益心气心血。因此，以人参、茯神补益心气，麦门冬、当归、生地黄、赤芍药、酸枣仁养血安神；生地黄、赤芍性寒，与黄连、木通、山栀子、青黛、牛黄、辰砂同用，可清心火而安神。天竺黄、天南星化痰，可防止痰邪蒙蔽心窍；与清热药同用，尚可清惊后残余之痰火；龙骨重镇，治心神不安；薄荷轻清宣通，可宣发郁热。诸药合用，标本兼治，药性平和，用于小儿惊后甚是适宜。

8. 小儿齿肿

治小儿齿肿，流涎，腮肿，马牙，主阳明之热。组成：升麻、川芎、白芍药、半夏（炒）各七分，干葛、生甘草、防风、黄连（酒炒）各五分，石膏（火煅过）、白术各一钱，白芷三分，上水煎，每服二钱。若能漱药者，则含药漱而吐之。漱药不用白术、半夏。

火热郁于阳明，故以石膏、黄热苦寒之品，清中焦阳明之火；佐以生甘草，既可泻火，又可缓解火热炽盛上炎之势；黄连酒炒，石膏火煅，可减轻其寒凉之气，防止损伤脾胃之阳，凝滞中焦之气机；火热内结，壮火食气，损伤脾胃之气，另火为阳邪，容易损伤阴液，故以白术补脾气，葛根、白芍滋脾阴；火热郁结于内，除了清热，还当遵循《素问·六元正纪大论》"火郁发之"之旨，以升麻、防风、白芷之风药，发散郁火；火热煎熬津液，容易酿湿成痰，故以川芎、半夏，一理脾气，一燥湿化痰。白芷引药归经，使诸药专入阳明。诸药合用，将清热泻火与发散之法结合起来，且兼顾阳明热邪可能酿生的病变，即既病防变。

四、五官科病证

（一）耳鸣耳聋

《灵枢·脉度》曰："肾气通于耳。肾和则耳能闻五音矣。"认为听力是否正常，取决于肾功能的强弱，为后世医家从肾论治耳病提供了理论依据。王纶临证发现，对于耳鸣耳聋等疾病，从补肾论治并非全能收效，因此从经脉循行入手，从少阳论治耳鸣耳聋。《灵枢·经脉》曰："胆足少阳之脉起于目锐眦，上抵头角，下耳后，循颈行手少阳之前，至肩上，却交出手少阳之后，入缺盆。其支者，从耳后入耳中，出走耳前，至目锐眦后。"足少阳胆经环耳而行，少阳经经气正常，则耳能闻声；若少阳经经气郁滞，则可能影响听觉而发为耳鸣耳聋。因此，王纶认为导致耳鸣耳聋的另一重要原因，为少阳经经气被郁，"少阳之火客于耳"（《明医杂著·耳鸣如蝉》）。至于少阳经气郁滞的原因，王纶认为痰火是一个重要的因素。即平日饮食不知节制，嗜食肥甘厚味，痰湿内盛，再因恼怒而气愤，气逆于上，夹痰火郁于胆经，则可能发为耳鸣耳聋。如《明医杂著·耳鸣如蝉》曰："耳鸣证，或鸣甚如蝉，或左或右，或时闭塞。世人多作肾虚治，不效。殊不知此是痰火上升，郁于耳中而为鸣，郁甚则壅闭矣。若遇此症，但审其平昔饮酒厚味，上焦素有痰火，只作清痰降火治之。大抵此症多先有痰火在上，又感恼怒而得，怒则气上，少阳之火客于耳也。"

关于肾虚所致耳鸣耳聋，与痰火郁于少阳胆经所致耳鸣耳聋，王纶并未加以鉴别。《素问·厥论》指出："少阳之厥，则暴聋。"少阳被郁，一般发为暴聋；这种耳聋，发病急，病情重，属于实证。而肾虚引起的耳聋，一般发病缓慢，病情轻，属于虚证。因此，临床所见耳鸣耳聋，到底从肾论治？还是从少阳论治？应当仔细鉴别具体证候之虚实而确定。

（二）牙床肿痛

中医认为，肾主骨，齿为骨之余。因此，关于牙齿疾病，如牙齿松动，牙齿脱落等疾病，许多医家多从肾论治。如明·张介宾指出，牙齿疼痛的病因是"少阴不足，阳明有余"（《景岳全书·寒阵》）；并创制玉女煎，将清胃火与补肾水结合起来，攻补兼施治疗牙痛。王纶认可从肾论治牙齿疾病的重要性，但同时在《明医杂著·牙床肿痛》中指出："齿虽属肾，而生于牙床，上下床属阳明大肠与胃，犹木生于土也。"其从阳明经的循行路径寻找切入点，即从阳明论治牙齿疾病。《灵枢·经脉》曰："胃足阳明之脉……入上齿中。""大肠手阳明之脉……入下齿中，还出挟口，交人中。"可见阳明经与牙齿密切相关。若平日饮食无度，嗜食辛辣厚味，湿热内蕴，循经上扰，亦可引起牙床肿痛，齿痛摇动，或黑烂、脱落等。如《明医杂著·牙床肿痛》曰："牙床肿痛，齿痛摇动，或黑烂、脱落，世人皆作肾虚治，殊不知此属阳明经湿热……肠胃伤于美酒厚味膏粱甘滑之物，以致湿热上攻，则牙床不清，而为肿为痛，或出血，或生虫，由是齿不得安而动摇、黑烂、脱落也。"王纶以清阳明湿热之法，治湿热内蕴、循经上扰所致齿病。

（三）鼻塞

《灵枢·脉度》曰："肺气通于鼻，肺和则鼻能知香臭矣。"鼻之通畅及呼吸、嗅觉等功能的正常发挥，与肺密切相关。因此，诸多医家多认为鼻病与肺相关，而导致鼻塞的主要原因当为肺寒。此说为王纶所继承，一方面其将肺寒归为导致鼻塞的主要原因之一，认为外感伤寒，寒气入肺，影响肺气的正常宣发与肃降，则鼻不通利，而发为鼻塞。另一方面，王纶认为"肺经素有火邪"（《明医杂著·鼻塞》），也可影响肺气的正常宣发肃降，而发为鼻塞。因此，鼻塞的论治，还可从清肺降火入手，佐以通利鼻窍之药。如《明医杂著·鼻塞》曰："火郁甚则喜得热而恶见寒，故遇寒便塞，遇感便发也。治法清肺降火为主，而佐以通气之剂。若如常鼻塞不闻香臭者，再审其平素只作肺热治之，清金泻火清痰，或丸药噙化，或末药轻调，缓服久服，无不效矣。"此时若是妄用温热之品，无异于抱薪救火，鼻塞非唯不解，反而愈加堵塞。

五、遣方用药特色

（一）内科遣方用药特色

1. 因时制宜

早在《黄帝内经》中，便已提出"因时制宜"的概念，并详细阐述其机理及应用。如《素问·宝命全形论》曰："人以天地之气生，四时之法成。"《灵枢·岁露》曰："人与天地相参也，与日月相应也。"提出人之生命活动当与大自然之阴阳保持一致，即"天人相应""天人合一"。同时，《黄帝内经》明确指出，人体之气血阴阳随大自然的变化而有相应的变化。如《素问·厥论》曰："春夏则阳气多而阴气少，秋冬则阴气盛而阳气衰。"《素问·八正神明论》曰："是故天温日明，则人血淖液而卫气浮，故血易泻，气易行；天寒日阴，则人血凝泣，而卫气沉。"又曰："月始生则血气始精，卫气始行；月郭满则血气实，肌肉坚；月郭空则肌肉减，经络虚，卫气去，形独居。是以因天时而调血气也。"《黄帝内经》还论述了因时治疗的具体内容。如《灵枢·寒热病》曰："春取络脉，夏取分腠，秋取气口，冬取经输。凡此四时，各以时为齐。"《素问·八正神明论》曰："月生无泻，月满无补，月郭空无治，是谓得时而调之。"《素问·六元正纪大论》曰："用寒远寒，用凉远凉，用温远温，用热远热。"

《黄帝内经》关于"因时制宜"，主要分为年节律、月节律和日节律三方面。其治疗方法和治疗禁忌，主要围绕这三方面展开，为后世医家的理论探讨和临床运用，奠定了理论基础。如张仲景提出"春夏宜发汗""春宜吐""秋宜下"等因时采用的治法，和"立夏后、立秋前，乃可服；立秋后不可服，正月、二月、三月尚凛冷，亦不可与服之"的白虎加人参汤服用禁忌。又如，清·雷少逸在《时病论·小序》中云："夫春时病温，夏时病热，秋时病凉，冬时病寒……按四时五运六气而分治之，名为时医。是为时医必识时令，因时令而治时病，治时病而用时方，且防其何时而变，决其何时而解，随时斟酌。"明确指出了因时制宜的原则和依据。

王纶深谙人体生命活动与自然界相通应，认识到人体发病的发生，与自然界阴阳盛衰相通应，因此在治疗疾病之时，注意根据四季的季节气候特点，适当佐以药物，使立法遣方用药适应季节气候特点。例如：

《明医杂著·咳嗽》曰："春多上升之气，宜润肺抑肝，加川芎、芍药、半夏各一钱，麦门冬、黄芩（炒）、知母各五分……夏多火热炎上，最重，宜清金降火，加桑白皮、知母、黄芩（炒）、麦门冬、石膏各一钱……秋多湿热伤肺，宜清热泻湿，加苍术、桑白皮各一钱，防风、黄芩、山栀（炒）各五分……冬多风寒外感，宜解表行痰，加麻黄、桂枝、半夏、干姜、防风各一钱。"王纶治咳嗽，一般根据季节不同，在基础方上进行药物加减。春季气温上升，"阳生阴长"，人体阴阳之气也顺应春季的规律，应藏之肝气也相应而升发，因此表现出肝气有余的特征；肝气有余，侵扰肺系则咳嗽。因此，王纶在治疗上，除润肺止咳之外，还加上川芎、芍药、麦门冬滋补肝阴，疏肝理气；加黄芩、知母清肝泄热，肝肺同治。夏季火热严重，火热内灼于肺，肺气不得清肃，上逆而为咳，故加桑白皮、知母、黄芩、麦门冬、石膏等药大清肺热。夏末初秋，暑湿余热未退，此时自然界之气以湿热为主；湿热停于肺中，肺气失于清肃则咳，故加苍术、桑白皮、防风、黄芩、栀子清热除湿，祛风解表。严冬气候寒凉，风寒侵扰于肺，影响肺气宣发、肃降而为咳嗽，因此加麻黄、桂枝、半夏、干姜、防风，辛温解表，散寒止咳。

《明医杂著·泄泻》曰："若小便赤涩短少，加猪苓、泽泻各一钱，以分利之。夏月加茵陈七分，山栀仁（炒）四分……若夏秋之间湿热大行，暴注水泻，加黄连、苍术、泽泻各一钱，升麻、木通各五分。发热作渴，加干姜、石膏各一钱。黄疸小便赤，加茵陈一钱，山栀、木通各五分……若寒月溏泄，清冷腹痛，伤生冷饮食，加神曲、麦芽（炒）、干姜（炙）各一钱，缩砂、益智、木香各七分。"泄泻的发生，与湿关系密切。然根据四季特点，湿所合之气又有不同。夏季气候炎热，暑邪当令，暑湿相合；外界炎热的气候，使气血运行翻腾。此时应加用清热泻火之品，如栀子、茵陈等清热除湿。夏秋之间，即是长夏，此时在五行属土，暑热当令，雨湿尚盛，自然界湿热氤氲。此时当佐以黄连、苍术等药清热燥湿，再以木通泻有余之水气。寒月季节，气候严寒，故以干姜温脾暖中，防止自然界亢盛之寒凉损伤脾胃。寒主凝滞，易凝滞中焦气机，气机不行则食积难化，故以神曲、麦芽、砂仁等健脾消食，佐以木香梳理中焦脾胃之气机，标本兼治。由此可见，王纶治疗泄泻，是以除湿和利小便为基本治法，同时随着季节气候的变化因时治疗，务在兼顾与湿相合之邪气。

《明医杂著·发热论》曰："以其感于冬春之时寒冷之月，即时发病，故谓之伤寒，而药用辛热以胜寒；若时非寒冷，则药当有变矣。如春温之月，则当变以辛凉之药；如夏暑之月，则当变以甘苦寒之药。"王纶治疗外感发热，根据所处季节不同，而采用不同的治疗方法。冬春季节，水冰地坼，自然界一片寒凉之气，此时外感之邪气以寒邪为主，因此，当以辛热之方药，辛以解表，热以除寒，达到解表散寒的目的。若疾病发生在春季气候转暖时节，自然界阳气上升，气温比较温暖，此时当以辛凉之方药解表清热。夏暑之月，气候炎热，雨湿较重，外感邪气以湿热为主，因此当治以苦寒清热燥湿之法，湿热去而发热除。

2. 善用风药

《素问·阴阳应象大论》曰："阳为气，阴为味……阴味出下窍，阳气出上窍。味厚者为阴，薄为阴之阳。气厚者为阳，薄为阳之阴。味厚则泄，薄则通。气薄则发泄，厚则发热……气味，辛甘发散为阳，酸苦涌泄为阴。"基于《黄帝内经》对于药物气味的论述，金·张元素依据"药类法象"的思路，将具辛散之性，将味之薄者，属阴中之阳，性开通、发泄的药物，称为风药；并详列二十味药物为风药，分别是防风、羌活、独活、柴胡、升麻、葛根、威灵仙、细辛、香白芷、鼠黏子、桔梗、藁本、川芎、蔓荆子、秦艽、天麻、麻黄、荆芥子、薄荷、前胡。其后，李东垣结合张元素对风药的认识，将风药定义为"具有升发开散，由内而外，以伸达阳气作用的，气味相对轻薄的，其性轻巧活泼的一类药物"。这类药物秉承风性，大多有升清、疏散、透达之功。应用风药的目的，是用活泼轻巧的药物，鼓动脾胃阳气，使一身阳气得以布散。其中，关键在于鼓动脾阳。风药有三个特点：气味轻薄而富有生机；以鼓动脾胃阳气为主要作用；能使气机活动、上升、外散。王纶在临床上，除将风药与四物汤结合起来，共同达到生血止血的作用，还擅长将风药配伍于各种方剂之中，在复杂性疾病的治疗中收到良好效果。

（1）升发脾气

李东垣在《脾胃论·饮食劳倦所伤始为热中论》中指出："内伤不足之病……惟当以辛甘温之剂，补其中而升其阳，甘寒以泻其火则愈矣。"强调升阳药物配伍于补益药物中的重要性。升麻、柴胡是李东垣治脾胃病最擅长用的药物，是其最重要的升发脾胃清阳之气的药物配伍。李东垣应用风药升阳的理论，为王纶所继承。其在治疗脾气亏虚所致病证时，往往在补益药中配伍柴胡、升麻等风药，借其轻清运动之性苏醒脾气，使补益药更好地发挥功效。例如：

《明医杂著·丹溪治病不出乎气血痰郁》曰："一妇人崩漏，面黄或赤，时觉腹间脐下痛，四肢困倦，烦热不安，其经行先发寒热，两肋如束。此脾胃亏损，元气下陷，与相火湿热下迫所致。用补中益气汤加防风、芍药、炒黑黄柏，煎服归脾汤而愈。"此案之中，王纶一方面应用风药以达止血之目的；另一方面，风药轻清上升，可引脾气之升发，增强补脾方药的功效。此乃李东垣应用柴胡、升麻于补中益气汤的关键。王纶深谙李东垣之意，故在补益脾胃方剂中，往往配伍风药以达到升阳的目的。因此，王纶此案中治妇人中气下陷所致崩漏，以补中益气汤加白芍、归脾丸，调平脾之阴阳；同时以防风升清阳，促进补脾功效的发挥。同时，防风可通行经络，防止补血药物之黏腻难化，使补而不滞。方中佐以黄柏，旨在泻相火以凉血止血，治崩漏之标。诸药合用，脾之阴阳恢复平衡，脾气的固涩作用可恢复正常，则崩漏自止。

（2）通行经络

风药具有"如风之性"的特征，其性"升、散、透、窜、燥、动"，能入于经络之中，振奋人体气化，鼓舞气血流通，使气血津液得以通畅，则经络之中的痰湿、瘀血等容易消散。王纶基于上述用药理论，临床擅长应用风药通行经络，达到祛风之目的；或作为诸药之先导以通行经络，使化瘀、化痰药更好地发挥作用，经络之中郁滞的病邪方能消除，疾病方能好转或治愈。例如：

《明医杂著·拟治诸方》曰："治半身不遂，手足欠利，语言费力，呵欠，喷嚏，面木，口眼歪斜宽弛，头目眩晕，痰火炽盛，筋骨时痛，或头痛，心悸。组成：川芎一钱二分，当归、生地黄（姜汁水炒）、熟地黄、牛膝（酒洗）、橘红（盐水洗）、黄芩（酒炒）、酸枣仁（炒）各八分，红花（酒洗）、甘草（炙）各四分，羌活、防风、柳桂各六分，南星（制）、半夏（制）、白芍药（酒炒）、白茯苓、天麻各一钱，白术一钱五分，黄柏（酒炒）三分，上水煎，入淡竹沥、姜汁二三茶匙，侵晨服。"

此方为王纶治疗中风后期，痰瘀停于经脉所致病证。方中以二陈汤加白术、天南星、黄芩，治疗湿痰、寒痰、热痰等所致病证。方中以红花活血化瘀，再入竹沥、姜汁，引药归经；以四君子汤、四物汤加减补益气血；《明医杂著·拟治诸方》曰："川乌、桂枝、羌活、防风、南星等药，皆行经络、开发腠理之剂，故治风家必用之。"故以羌活、天麻、防风、柳桂等，轻清开通经络，使祛邪药、补正药皆能很好地发挥功效，且恰如其分。正如王纶所言，"羌活、防风、天麻、柳桂，皆行经络肌表，辛温开发之剂，引送血药，流散邪滞"（《明医杂著·拟治诸方》）。

（3）辛散疏肝

风药是味薄质轻、药性升散、具有风木属性的一类药物。此类药物多具辛味，其性升浮发散，尤如春气之生发，风性之轻扬。《素问·阴阳应象大论》曰："风气通于肝。"指出风与肝的关系。而风药轻清，恰合木曲直之性，因此其可入于肝中，升发肝胆的春生作用，调理气机之升降出入。此说为李东垣所提出，如《脾胃论·脾胃胜衰论》曰："肝木妄行，胸胁痛，口苦舌干，往来寒热而呕，多怒，四肢满闭，淋溲便难，转筋，腹中急痛，此所不胜乘之也。羌活（佐），防风（臣），升麻（使），柴胡（君），独活（佐），芍药（臣），甘草（臣），白术（佐），茯苓（佐），猪苓、泽泻（佐），肉桂（臣），藁本、川芎、细辛、蔓荆子、白芷、石膏、黄柏（佐），知母、滑石。"方中以羌活、防风、升麻等风药之辛散之性，发挥开通郁结，调理肝气，疏通气机的作用。李东垣风药疏肝之理论为王纶所继承，其在临床中对于肝郁的疾病，擅长配伍风药，借其轻清之性开气机之郁滞，复阴阳之逆从。例如：

《明医杂著·拟定诸方》曰："若肝木克脾土，宜用四君子汤加升麻、柴胡。"对于肝木偏亢，乘犯脾土所致疾病，其主要病机在于肝郁和脾虚两方面。因此，王纶一方面以四君子汤补益脾土，使土强则肝木不乘；另一方面以升麻、柴胡等风药疏肝，肝脾同调。同时，柴胡、升麻可促进脾气之上升，使补脾药物能够更好地发挥功效，实乃一药而有两用之功。

（4）胜湿止泻

王纶根据泄泻"湿邪偏盛"病机特点，提出"泻本属湿"，擅长应用风药胜湿止泻。《素问·阴阳应象大论》曰："湿胜则濡泻。"为后世从湿论治泄泻奠定了理论基础。其后，李东垣继承《素问·阴阳应象大论》"风胜湿"的理论，《脾胃论·脾胃盛衰论》曰："诸风药皆是风能胜湿也。"《脾胃论·调理脾胃治验治法用药若不明升降浮沉差互反损论》曰："寒湿之胜，当助风以平之。"李东垣认为，风药有流通之性，辛散香燥，尤善除湿，因此一方面主张应用风药胜湿止泻。另一方面，泄泻的原因和湿邪的酿生，都跟脾气虚衰密不可分，脾气虚衰无以运化津液则导致泄泻。风药一方面可以胜湿止泻，另一方面可以升提脾气，故配伍于健脾渗湿药物中，可以加强全方燥湿止泻的效果，一药而有两用之功。王纶继承和发展李东垣上述学术思想与用药经验，在治疗泄泻时适当配伍风药以增强全方疗效。如治疗夏秋之间湿热内盛，导致的暴注下迫，王纶在以黄连、苍术等药清热燥湿的基础上，佐以升麻胜湿止泻。

3. 以子补心

王纶在补心药物的应用中，擅长将酸枣仁、柏子仁与五味子结合运用，或三药共同应用，或用其中两药，以达补心养心之目的。酸枣仁酸、甘，药性平和，可宁心智，安五脏；柏子仁、五味子养心安神。且三者皆为植物种子，比类人体之心，故可入心养心。因此，王纶治疗心神不安所致癫狂、失眠等病证，在辨证论治，治病求本基础上，同时佐以此三味药或两味药，效果较好。如王纶在治疗产后癫狂时，以柏子仁、五味子共同配伍于清心归脾汤中，补心宁心，或以酸枣仁、柏子仁配伍于妙香散中；在治疗产后气短似喘，妄见妄言时，配伍酸枣仁、柏子仁、五味子，于滋荣益气复神汤中，使心能藏神，肝能藏魂，妄见妄言自止；在治疗产后类中风，四肢不利，恍惚，语涩时，配伍酸枣仁、柏子仁于天麻丸方中，安神定志，开窍安神；在治疗产后心血不宁，惊惕不安时，配伍酸枣仁、柏子仁、五味子于养心汤中，以安神定惊。

4. 附子复元

附子一药，王纶应用颇多，广泛用于治疗各种疾病，往往收到可观的疗效。关于附子的记载，最早见于《神农本草经》，列为下品药物。其中记载：附子"味辛，温。主风寒咳逆邪气，温中，金创，破癥坚积聚，血瘕，寒湿，踒躄拘挛，脚痛不能行步。"后世许多医家擅长应用附子，或为君药，或为他药之先导，皆可祛除病邪，温阳扶正，其功不容小觑。在善用附子的诸多医家中，张仲景首当其冲，在《伤寒论》与《金匮要略》所载方剂之中，多处可见附子。王纶继承先贤有关附子的智慧结晶，结合自己临床体会，在《本草集要·附子》中总结附子的功效。提出附子"主风寒咳逆邪气，温中，金疮，破癥坚积聚，血瘕寒湿，拘挛膝痛，脚疼，冷弱，不能行走，腰脊风寒，心腹冷痛，霍乱转筋，下痢赤白。"同时，王纶还对附子的贡献大加赞扬，称其为"除寒湿之圣药""为百药之长""通行诸经引用之药"，并在临床中广泛应用附子温阳散寒止痛。如治疗产后受寒，寒气格阳于外所致发热，服用四君子汤加肉桂、干姜等温阳药物不效，王纶提出"急加附子"，以其峻烈之性温阳散寒。对于内伤发热，王纶主张采用李东垣温补之法。若发热较重，则加熟附子，峻补真阳，收敛浮越之阳气。治疗劳苦导致的发热，王纶主张用李东垣之法补之，以补中益气汤之类甘温除热。如果发热严重，服药不解，王纶提出"甚则加熟附子"，以附子大热之性热因热用，促进元气恢复，发热自止。

5. 干姜温脾

干姜出自《神农本草经》。《神农本草经》曰："（干姜）味辛，温。主胸满咳逆上气，温中止血，出汗，逐风湿痹，肠澼，下利。生者，尤良。久服，去臭气、通神明。生川谷。"明确记载了干姜的性味、归经、功效主治等，并将其列为上品，十分重视其功用。王纶在《本草集要·干姜》中提出："（干姜）味辛，气温，大热，味薄气厚，阳中之阳。无毒。主胸满，咳逆上气。温中止血，出汗，逐风湿痹，肠澼下痢。生用，辛能发散寒邪，去风寒湿痹；入肺，利肺气，肺寒咳嗽，与五味子同用以胜寒。炮之则微苦，故止而不移，能温脾理中，治里寒泄痢，霍乱胀满，腹中冷痛，中下焦寒湿。又，沉寒痼冷，肾中无阳，脉气欲绝，黑附子为引用。又，炮之与补阴药同用，能引血药入气分，生血，治血虚发热，故产后大热必用之。炒黑能止唾血、痢血。"前已论及王纶重视脾喜温的生理特性，往往在补脾气、健脾运的药物中佐以温热之品。而干姜药性温热，主入中焦，长于温脾暖中，散中焦寒湿，配伍入于治脾方中，可以起到立竿见影之效。因此，在临床中，王纶擅长应用干姜，温补脾阳，散寒止血等，收效甚好。例如：

《明医杂著·产后发热》曰："凡妇人产后，阴血虚，阳无所依，而浮散于外，故多发热。治法用四物汤补阴血，而以炙干姜之苦温从治，收其浮散，使归依于阴。"在此文中，王纶治疗产后血虚发热，以补血药治疗血虚之根本；还以干姜温热之性反佐用药，收敛浮越之阳气，与四物汤配合以标本兼治，达到清热之的目的。同时，干姜可以温阳健脾，促进脾胃运化功能，使阴血能够正常化生；与四物汤配合，可使补而不滞，防止产后亏虚不能运化，补益不成反酿生痰湿等病理产物。

《明医杂著·劳瘵》曰："今制一方于后，治色欲证，先见潮热、盗汗、咳嗽、倦怠，趁早服之。生地黄（酒洗）、甘草（炙）、干姜（炮）各五分，川芎、熟地各一钱，白芍药（炒）一钱三分，陈皮七分，当归、白术各一钱三分，黄柏（蜜水浸炙）七分，知母（蜜水浸拌炒）、天门冬（去心皮）各一钱，生姜三片，水煎，空心温服。"此方为王纶创制的治疗劳瘵的基础方。王纶一方面继承朱丹溪有关"痨瘵主乎阴虚"的认识，使用四物汤加生地黄、知母、黄柏、天门冬滋阴降火，治疗劳瘵阴虚之病变之本；另一方面同时考虑到生地黄、熟地黄等滋阴药物黏腻难化，影响脾气健运，以及知母、黄柏等大苦大寒，易损伤脾阳，故佐以白术、干姜健脾助阳，陈皮疏理脾胃气机之升降，使脾阳充足，脾气健运，方能填补已亏之阴。

（二）妇科遣方用药特色

笔者以2015年中国中医药出版社出版的《节斋公胎产医案》作为方剂的基本信息来源，收集书中所涉方剂，分别建立方剂配伍规律数据库和药物用量数据库。分析其遣方用药特色，为笔者分析王纶"妇科遣方用药特色"提供了参考。《节斋公胎产医案》中，涉及方剂72首。其中，自创方66首中，单味药物应用频数最高者，为当归、川芎、炙甘草等；应用最多的两味药组合，为当归配干姜，当归配川芎，当归配炙甘草等；应用最多的三味药组合，为当归、干姜配川芎，当归、炙甘草配川芎，炙甘草、干姜配川芎等；应用最多的四味药组合，为炙甘草、干姜、川芎、当归配伍。笔者基于《节斋公胎产医案》的案例分析，参考对于方药的数据挖掘结果，有以下几点体会：

1. 产后以补虚为主

中医历代就有"产后多虚多瘀"的认识，认为妇人生产之后由于血液大量流失，气随血脱，易造成气血两虚。同时，因"气为血之帅"，气虚不能推动血液正常运行；加之阴血亏虚，血液黏稠，运行迟缓，容易发生血瘀证候。虚则当补，瘀者当散，然化瘀药药性峻猛，易伤正气，使原本亏虚之正气更加耗伤，因此化瘀与补虚之间当谨慎斟酌，定主次，议先后。王纶继承朱丹溪"（产后）必以大补气血为先，虽有他症，以末治之"的学术思想，结合李东垣的补土学说，提出"凡病皆起于血气之衰，脾胃之虚，而产后尤甚"的论断，认为产后病证以气血亏虚为关键病机，治疗上当以大补气血为主；气血充足则血液运行通畅，瘀血自消；或稍稍佐以活血化瘀之品，攻补兼施。因此，王纶治产后病，多以当归、川芎、炙甘草、干姜、人参等大补气血，只有在瘀血严重时，王纶才采用活血化瘀治法，且务必保证化瘀不伤正。

2. 养正明辨气血

《明医杂著·丹溪治病不出乎气血痰郁》曰："近世治病，多不知分气血；但见虚病，便用参、芪。属气虚者固宜矣，若是血虚，岂不助气而反耗阴血耶？是谓血病治气，则血愈虚耗，甚而至于气血俱虚。故治病用药，需要分别气血明白，不可混淆！"王纶强调气、血虽然互根互用，但补气之药温燥容易损伤阴血，补血之药黏腻容易灼伤阳气；因此补虚当明辨虚实，不可一概而论。如对于发热的认识，王纶提出了比较完整的辨治体系。指出外感发热，是由于感受外在六淫邪气，故治当解表散热。而清热之法的运用，又当根据外感邪气的性质辨证施治。寒邪导致的发热，用麻黄、桂枝等辛温药物解散。疠气导致的发热，以辛凉甘苦之品清热解毒。王纶指出内伤发热，是由于元气大伤，不能敛涩浮越之虚阳，导致虚热内生，此时当以培补正气为主。中气下陷者，以人参、黄芪等甘温之品升提中气以清热；阴虚火旺者，以知母、黄柏清热降火以除热；暑伤元气者，以辛热解其表，辛温复其中。总之，王纶治疗发热，是基于张仲景、刘完素、朱丹溪、李东垣的诊治思路；再结合自己的临床经验和体会，辨证施治，故效若桴鼓。正如其在《明医杂著·发热论》中所曰："故必审其果为伤寒、伤风及寒疫也，则用仲景法；果为温病及瘟疫也，则用河间法；果为气虚也，则用东垣法；果为阴虚也，则用丹溪法。"

在《明医杂著·发热论》中，王纶明确提出，治疗内伤发热当明分气虚发热与血虚发热；气虚发热是由于阳气下陷所致，当"补其气以升提之"；血虚发热是由于阴血不足，无以制约阳火所致，当"补血之不足""以降下之"。如若不辨气血，一概补益，则"一升一降，迥然不同矣"。对于产妇发热，王纶认为以血虚为主，当以生血为先；因此当归、川芎在产妇用药中应用最广；或在真气虚之时，加以补气药，全面兼顾虚证，然仍当以补血药为主，切不可以补气药喧宾夺主。否则便如豪虒取暖，非唯无效，且增病势。如王纶以血崩生化汤，治疗分娩后月经不止，崩漏不停；全方以当归、川芎等补血为主，只有出现"汗多气促"这一气虚临床表现之时，方"加参三四钱"兼治气虚；若无气虚之证，或气虚不慎之时盲用人参，会使血愈虚，崩愈甚。因此，王纶在产后病诊治中明辨气虚血虚，反对滥用辛燥温补之品，重在调整气血之平衡，并不以虚证而一概论之。

3. 补血之剂，首推四物加减

《明医杂著·丹溪治病不出乎气血痰郁》曰："丹溪先生治病，不出乎气、血、痰，故用药之要有三：气用四君子汤，血用四物汤，痰用二陈汤……治病用药之大要也。"王纶继承了朱丹溪杂病辨治以"气血痰郁"为纲的思想。如《本草集要·随症治血药论》曰："治血用血药，四物汤之类是也。"其在血病治疗当中，往往以四物汤为基础方。同时结合李东垣重视脾胃的学说，考虑到产妇产后多虚多瘀的生理特性，而"地黄性寒滞血（加重瘀血），芍药酸寒无补"，故弃而不用，仅用当归、川芎二药加减组方。当归既可补血，又可活血，"凡血受病，皆用"；川芎为血中气药，既可"补新血"，又可"破癥结宿血"。当归、川芎既可补血又可活血，但以补血为主，补中寓通，使补而不滞，而略有活血功效；补中寓通，寓化瘀于补虚之中，可达到"血瘀能化之，即所以生之"的效果。同时，此二药皆为性温之品，或再佐以干姜，加强全方温热之性，不伤脾胃阳气，且考虑到血液"喜温而恶寒"的生理特性，故为王纶治血之通用药对。

剂量方面，根据明代剂量换算关系，对所涉药物剂量统一换算为以克为单位。一两约为37.3克，一钱约为3.73克，一分约为0.37克。王纶以四物汤加减治疗产妇之疾，其特色在于当归与川芎的用量之别。王纶治疗产后病，当归用量较大，最多用至约29.52克，而一般疾病常用量约为7.38克。而同时期医家应用当归的剂量，一般为3.7～7.4克。由此可见，王纶主张在产妇病证治疗中应用大剂量当归，以补虚生新。同时，王纶应用当归的剂量大于川芎，尤以当归倍川芎，即"当归两钱，川芎一钱"之配伍常用。四物汤出自《太平惠民和剂局方》，原书记载："当归（去芦，酒浸，炒）、川芎、白芍药、熟干地黄（酒洒，蒸）各等分。上为粗末，每服三钱，水一盏半，煎至八分，去渣，热服，空心，食前。"其以当归、川芎等量配伍，补中兼行，补而不滞。朱丹溪参考《太平惠民和剂局方》，仍以当归、川芎等量配伍，共奏滋阴养血之功；广泛治疗尿血、便血、血虚等各种血证。王纶私淑朱丹溪，其用药特点最接近朱丹溪，然在川芎、当归二药剂量方面却独树一帜，有所发挥。主要是结合产妇独特的生理特点而变化处方。妇人生产过程中，阴血耗伤太多，血虚较他疾为甚，故以大剂当归，大补阴血以培本。然血脱之际，必然气虚，气虚推动无力则致血郁，故以川芎之"血中气药"，使补而不滞，养中寓通，防止血液壅滞化热；且川芎用量较少，药势较缓，又无耗气伤血之虞。由此可见，当归倍川芎的配伍比例，用于产妇补血，不仅可有效培补血亏，而且可使补而不滞。

4. 劳者温之，重视脾阳

在中医脾胃学说的发展过程中，李东垣做出了杰出的贡献。李东垣十分重视脾胃在疾病发生发展中的重要性，其在《脾胃论·脾胃盛衰论》中提出"百病皆由脾胃衰而生"，认为脾胃功能是生命存在的基本特征，脾胃虚弱是疾病发生的主要根源，一旦发病脾胃皆受影响。因此，其在疾病治疗中十分重视补益脾胃，顾护脾胃。王纶继承李东垣重视脾土的思想，治疗产后病多通过调理脾胃而收效。如王纶治疗产后汗出，主要通过补益脾胃，"散水谷之精归肺，益荣卫而引血归源，灌溉四旁"而止汗。具体健脾之法，李东垣根据《素问·至真要大论》"劳者温之"的理论，在《内外伤辨惑论·饮食劳倦论》中提出"惟当以甘温之剂，补其中，升其阳，甘寒以泻其火则愈"。以人参、黄芪、白术、炙甘草、大麦、粟米等，甘温之药补其中，补而举之以升其阳，以推动脾胃气机升降出入。

王纶继承李东垣健脾的用药思路，在治疗产后病的过程中，十分重视通过温脾以生血。脾阳得以温煦，中气运化正常，则气血生化有源。其擅长使用干姜、茯苓、黄芪、人参等甘温药物，特别擅长应用干姜，将干姜配伍于众多补血药中；旨在温补脾阳，阳中求阴，复建中气，促进阴血化生。一方面，干姜可以温脾健运，既补脾又助气血生化之源，以达到标本兼治之目的；另一方面，由于"血喜温而恶寒"的生理特性，干姜有助于防止大量补血药黏腻难以运化，滞碍中焦，酿生痰湿等。由于产后还是以血虚为主，故王纶在治产后病时，应用温补药物，一般遵循"宜少不宜多，宜精不宜杂"的原则，干姜用量小于当归、川芎补血药物，以防止药物温热之性更伤阴血。

王纶

后世影响

一、历代评价 🦢

明·薛己《明医杂著·注序》："今天下为医者，乡无渊源之承，进无中秘之闻，退无研覃之思，而立斋有此三者，宜其富于著述。今所注《明医杂著》，乃屡试屡验焉。"

明·薛己《明医杂著·补注〈明医杂著〉序》："先朝都宪节斋王翁，自秀才时，便存心天下，以为吾即不得致君泽民，当以医药寿斯世夭札耳！及登第，任历中外，皆得人心；至于人之疾，治无不验。古人所谓良相良医，盖兼体之矣。"

明·李时珍《本草纲目·卷三十四》："《本草集要》，弘治中，礼部郎中慈溪王纶，取本草常用药品，及洁古、东垣、丹溪所论序例，略节为八卷，别无增益，斤斤泥古者也。"明·李时珍《本草纲目·卷十二》："节斋王纶因而和之，谓参、耆能补肺火，阴虚火动失血诸病，多服必死。二家之说皆偏矣。"

明·赵献可《医贯·痰论》："节斋论痰，首揭痰之本于肾，可谓发前人所未发。"

明·张景岳《景岳全书·伤寒无补法辩》："何今世之医不识元气之旨，惟见王纶《杂着》戒用人参之谬说，执泥不移，乐用苦寒攻病之标，致误苍生，死于非命，抑何限耶！"

明·龚居中《红炉点雪·痰火玄解》："王纶因而和之，谓参、芪能补肺火，阴虚火动失血诸病，服之必死。二家之说皆偏矣。"

《冷庐医话·古人》："明代以医名而为显官，名列史传者有二人，曰许绅，曰王纶。许官尚书，因医而始显者也。王官巡抚，既显而犹医者也。"

《明史·方技传》："纶，字汝言，慈谿人，举进士。正德中，以右副都御史巡抚湖广，精于医，所在治疾，无不立效。有《本草集要》《名医杂著》行于世。"

《慈溪县志》："朝听民讼，暮疗民疾，历著奇验。"

清·吴仪洛《本草从新·卷十六》："王纶云：牛肉补中、非吐下药、借补为泻、因泻为补、亦奇方也……乳、味甘微寒。润肠胃。解热毒。补虚劳。治反胃噎膈。胃槁胃冷、脾不磨食，故气逆而成、气血不足，其本也、曰痰饮、曰瘀血、曰食积、其标也、胃槁者、滋……"

二、学派传承

（一）王纶对丹溪学派的传承

王纶私淑朱丹溪，其主要的学术思想和用药特色，与朱丹溪颇为类似。特别是对于朱丹溪"阳常有余，阴常不足"学说，以及"气血痰郁"的杂病辨治思路多有继承发挥。因此，许多医家将王纶归为滋阴派，认为其学术思想的形成属于滋阴学派的传承与发展。同时，王纶首先提出朱丹溪为"滋阴派"的创始人，并且强调阐述朱丹溪"气血痰郁"的杂病辨治思想，与汪机、虞抟等传承人在元明时期构成了著名的丹溪学派，使得丹溪学派的思想不断地加以发展创新。从汪机的论述可以得知，王纶《明医杂著》的问世，使朱丹溪学说更为盛行。由此可见，王纶对于丹溪学派的学术发展与传播功不可没。

（二）王纶对东垣学派的传承

王纶继承李东垣重视后天脾胃的学说，治病用药多从调理脾胃入手，通过补益脾胃，调整脾胃之升降，从而达到治病养生的目的。在用药方面，王纶从明初医家滥用苦寒降相火和甘寒滋阴的枷锁中挣脱而出，擅长以甘温之药补益脾胃。同时，王纶还继承李东垣"养生当实元气，欲实元气，当调脾胃"的观点，注重通过调理脾胃恢复元气。由此可见，虽然尚无学者将王纶归为"补土派"，但是王纶学术思想的形成，在很大程度上受到李东垣学术思想的影响。其重视脾胃的学术思想和临证经验，对后世温补学派的形成多有启迪。

三、后世发挥

（一）薛己对王纶学术之发挥

1. 儿科"补肾不如补脾"

（1）小儿亦可补肾

王纶关于儿科"补肾不如补脾"的学说，为薛己所批判地继承。一方面薛己认为，王纶之小儿无补肾法之说有些偏颇，不符合临床实际。因此提出"盖古今元气虚实不同故也"，认为小儿也有肾虚，因此，治疗儿科疾病也应考虑补肾。薛己认为小儿婚配年纪过早，肾气尚未充实便婚配，妄泻过度，导致肾虚，以补肾之加减八味丸治疗。如对《明医杂著·小儿无补肾法》注释时薛己提道："一小儿，十五岁而御女，大小便道牵痛，服五苓散之类，虚症蜂起，与死为邻。余用补中益气汤、加减八味丸而愈。"

另一方面，薛己认为小儿因禀赋不足而肾虚者，尚可通过补肾的方法进行补充。因此，对婚配之前的小儿，尚可用补肾法进行治疗。如对《明医杂著·小儿无补肾法》注释时薛己提到"一小儿，十三岁，内热，晡热，形体倦怠，食少，作渴，或用清热等药治之，虚症悉具。余以为所禀怯弱，用六味丸加鹿茸补之，不越月而痊。盖古今元气虚实不同故也。"

如小儿肾气不足导致的"行迟、齿迟、解颅、囟填、五软、鹤膝、肾疳、齿齼、睛白、多愁、内热，晡热，形体倦怠，食少，作渴"等病证，薛己以六味地黄丸加鹿茸治疗。薛己这一重视补肾的学说，对后世医家影响颇大，直接指导后世儿科医家重肾、重视先天思想的形成与完善。

（2）儿科应重补脾

薛己一方面强调补肾的重要性，另外又继承王纶儿科重脾的观点，将补肾与补脾结合起来，脾肾双补，以收奇功。肾为先天之本，脾为后天之本，先后天互为佐助。因此，王纶通过脾肾同补的方法，使之互为佐助。同时，因小儿具有脾常不足的生理特性，如一味应用补肾药物恐难以运化，酿生痰湿等病理产物。故在补肾药物中加入补脾药物，以促进补肾药物的消化吸收。因此，薛己治疗肾虚以补肾为主，根据具体情况选用六味地黄丸或加减八味丸进行治疗。同时，薛己还将补中益气汤配伍于补肾方药中，旨在脾肾同调，先天后天共治，以收奇功。

（3）补脾补肾分时用药

薛己脾肾同治的思想，在其临床医案中应用颇多。在许多案例中，薛己皆将六味地黄丸、加减八味丸等补肾方药，与补中益气汤等补脾方药配合服用，达到脾肾同补的目的。同时，薛己在脾肾同调之时，除同时服用补脾和补肾方药，对服药时间也有所创新。薛己认为，脾胃主收纳和运化水谷，所有药物进入胃中，必然经脾气之运化方可吸收，补肾药须先到脾，再由脾至肾；对于脾肾两虚的病证，只有先使脾的功能正常，方可运化补肾药物。因此，薛己一般在早上阳气初升之时投以四君子汤、六君子汤、补中益气汤等补益脾气方药；待时至傍晚，补脾方药发挥功效，脾气稍微恢复，再投以六味地黄丸、金匮肾气丸、加减八味丸等补肾方药，如此可使其最大程度地发挥功效，防止出现正虚不能运化药物的僵局。且脾主运化，属阳；肾主闭藏，属阴，而一日之中朝属阳，夕属阴，朝服补脾方药，夕进补肾方药，恰合阴阳变化之端，乃是顺应阴阳消长之理。

2. 调理脾胃治疗月经病

王纶治疗月经病, 诸种调理脾胃的思想, 得到了薛己的充分赞同与肯定。薛己指出:"窃谓饱食致崩者, 因伤脾气, 下陷于肾, 与相火协合, 湿热下迫而致。宜用甘温之剂调补脾气, 则血自归经而止矣。若误用寒凉, 复损胃气, 则血无所羁, 而欲其止, 不亦难哉! 大凡脾胃虚弱而不能摄血, 宜调补脾气为主。"(《明医杂著·丹溪治病不出乎气血痰郁》) 实乃是重视脾气统血的作用。

3. 注重补阴治病求本

王纶继承朱丹溪"阳有余阴不足"之说, 并用之于临床; 同时又重视温补药物的应用, 为后世温补学派的形成有所启迪。薛己在王纶基础上, 提出"愚按前症设若肾经阴精不足, 阳无所化, 虚火妄动, 以致前症者, 宜用六味地黄丸补之, 使阴旺则阳化。若肾经阳气燥热, 阴无以生, 虚火内动而致前症者, 宜用八味地黄丸补之, 使阳旺则阴生; 若脾肺虚不能生肾, 阴阳俱虚而致前症者, 宜用补中益气汤、六味地黄丸培补元气以滋肾水"(《明医杂著·补阴丸论》), 主张从治病求本的角度进行补阴。薛己认为, 导致肾阴不足的原因多种多样, 或因为先天不足, 或因为虚火妄动, 或因为脾肾虚衰等, 因此治疗不应仅着眼于"阴虚"这一病机, 而应该将重点放到导致阴虚的原因上, 病因祛除则阴虚自复。因此, 只有单纯肾阴虚的病患, 薛己才以六味地黄丸方进行治疗。

4. 补虚明辨气血

王纶补虚明辨气血的学说, 得到薛己的继承发扬。薛己认为, 辨证施治过程中明分气血首当其冲, 然气虚严重可发展为阳虚, 气虚与阳虚又当明分。因此, 薛己提出"若阳气虚弱而不能生阴血者, 宜用六君子汤; 阳气虚寒而不能生阴血者, 亦用前汤加炮姜; 若胃土燥热而不能生阴血者, 宜用四物汤; 若脾胃虚寒而不能生阴血者, 宜用八味丸"(《明医杂著·补阴丸论》)。薛己不仅抓住了气虚与血虚的分别，同时抓住了气虚的发展趋势与气血之间的相互联系。指出若有"畏寒"等临床表现，此时必须在补气药物中加入温阳之品，只治气不温阳并非治气之正确疗法。同时，气为血之帅，气能生血，因此血虚又往往伴有气虚和阳虚的临床表现。此时，应详细辨证，将补血与补气，补血与温阳结合起来，阳中求阴。若只知补血，不知治血虚之根本，实为治标不治本。对脾胃气虚，气血生化无力导致的血虚，薛己提出以六君子汤治疗，以四君子补脾益气，加上半夏、陈皮理脾燥湿，将健脾、燥湿与补气结合起来。对阳气虚导致的血虚，提出当在六君子汤基础上加炮姜温阳暖中。若是脾胃阴血不足，阴血自虚，此时当以四物汤专补阴血，药简力专。若是脾胃虚寒，导致中焦脾胃的功能不能正常发挥，影响阴血的生成，此时治疗当以八味丸，补益脾胃之阳气，中焦得暖气血方可化生。

5. 活血化瘀以安胎

王纶认为，胎动不安的原因，主要有肾虚、气血亏虚、相火妄动与气滞四个方面，对后世医家安胎产生了十分重要的影响。薛己继承王纶关于胎动不安的认识，又结合自身临床体会进行补充，重视瘀血所导致的胎动不安。因此，薛己将安胎之法总结为"补形气、生新血、去瘀血"(《女科撮要·小产》)。然薛己所谓去瘀血不是一味活血化瘀，而是在补益气血的基础上佐以活血，补中兼通。同时，薛己所用化瘀之品，也非桃仁、红花等药性峻猛之品，而是川芎之类较为平和的药物，用之活血行气。

6. 气血虚甚加附子

王纶在《明医杂著·气虚血虚》中提出："气虚补气，用四君子汤；血虚补血，用四物汤。虚甚者，俱加熟附子。"其擅长将附子用于补气养血药物之中，以收奇效。王纶此说为薛己所继承，其称赞王纶"开世俗之蒙瞆，济无穷之夭枉"。其在临床上也擅长将附子用于补气养血方剂之中。王纶应用附子的经验，对于后世医家影响颇大。如《景岳全书·本草正》曰："人参、熟地、附子、大黄，实乃药中之四维。病而至于可畏，势非庸庸所济者，非此四物不可。设若逡巡，必误乃事。"张景岳将附子列为四维药物之一，认为用之得当则有起死回生之功效。

7. 从脾肾论治痰证

王纶治痰，首先视正气之充盈，脾肾之虚实。认为只有当正气充实，脾肾不亏的情况下，方可当作实痰治疗，用燥湿化痰，攻逐痰实之药物。其次若是正气不足，脾肾亏虚，则当以虚痰论治，不可妄用攻击之药。一方面，王纶这一学说为薛己所继承，其在痰证诊治中首辨虚实，主张实痰方可使用半夏、天南星等燥湿化痰药物，虚痰必须先以培补正气为主，或以补脾益肾为主，稍佐以燥湿化痰，切不可妄用攻击，反损正气。另一方面，薛己发王纶之未发，详细阐述脾虚、脾肾导致痰证的病机，抓住痰证发生与发展过程中的关键病机，进行相应治疗。对于脾气虚衰，不能运化津液导致的痰证，薛己以补中益气汤补脾健运为主。对于胃气虚寒，不能温化水液，导致水泛为痰者，薛己以人参理中汤只治脾胃，健复中阳，而不治痰证；认为胃阳回复，脾气健运，痰证自消。对于脾胃虚寒，中焦停痰者，薛己以理中化痰丸为主方治疗。总之，薛己在虚痰的治疗过程中，以补益正气为主，或佐以燥湿化痰之品；对于燥湿化痰药的应用十分谨慎，恐其损伤亏损之正气。王纶从脾肾论治痰证，为薛己所继承。薛己治痰，一方面强调脾气的重要性，另一方面也注重肾在痰证发生与发展中的重要性，脾肾同治，先后天同调。

（二）后世对王纶从脾肾论治痰证之发挥

王纶重视从脾肾论治痰证的思想，对明清时期医家影响颇大。陈士铎在《辨证录·痰证门》指出："在火沸为痰者，成于肾火之太旺，由于水衰之极也，然肾可补不可泻，补肾水之衰，即所以泻肾火之旺，故所以补阴药以制阳。"明确指出肾虚导致痰证的病机及其治疗方法。张介宾在《景岳全书·非风》中提出"凡非风之多痰者，悉由中虚而然。夫痰即水也，其本在肾，其标在脾。在肾者，以水不归原，水泛为痰也；在脾者，以食饮不化，土不制水也。"强调从脾肾治痰。总之，王纶首倡从脾肾论治痰证，对后世医家认识与治疗痰证影响颇大。

（三）后世对王纶"化痰丸"的阐释与运用

王纶所创制的化痰丸，为后世许多医家所赞赏，临床用之颇收奇效。明·徐春甫《古今医统大全》引用节斋化痰丸。如"老痰丸：清汤送下；或丸如绿豆大，淡姜汤送下五六十丸"。明·李梴《医学入门·卷五》曰："痰泻，或泻或不泻，或多或少。此因痰留肺中，以致大肠不固。泻下物如白胶，或如蛋白状，泄泻时泻时止、时轻时重，常兼有头晕恶心，胸闷食减，肠鸣，苔微腻，脉弦滑。宜化痰祛湿，用节斋化痰丸。"张介宾在《景岳全书·痰饮》中记载："老痰，宜海石、瓜蒌、贝母，兼火盛胶固者，节斋化痰丸"。明·秦景明在《症因脉治·中风总论》中指出："若见咳嗽喘逆，此肺气受病，当用节斋化痰丸。"清·沈金鳌《沈氏尊生书·卷十六》曰："节斋化痰丸［郁痰］天冬、黄芩、橘红、海粉、瓜蒌仁各一两，芒硝（盐水炒）、香附、桔梗、连翘各五钱，青黛二钱，蜜入姜汁少部，丸芡子大，细嚼一丸，开水下。"近代曹炳章在治疗体质虚弱的气血郁痰患者时，常以节斋化痰丸配合痨嗽杜瘵膏使用，治疗效果甚佳。

综上所述，明代医家王纶，以中医经典理论为本，系统地继承和阐释了朱丹溪的学术思想；旁参钱乙、李东垣、刘完素、张从正等宋金元医家的观点；结合自身长期临床实践，在经典和前贤基础上，融会贯通，著书立说，终成一代名医大家。由于王纶在传承和践行朱丹溪、李东垣学术思想，启迪和促进温补学派发展方面的作为和贡献；加之其本人在理、法、方、药各方面的卓越建树，在后世产生了深远的学术影响；其学术思想和临证经验，值得深入研究并参考借鉴。

王纶

参考文献

著作类

［1］王纶.本草集要［M］.北京：中国中医药出版社，2009.

［2］王纶.明医杂著［M］.北京：中国中医药出版社，2009.

［3］王纶.节斋公胎产医案［M］.北京：中国中医药出版社，2015.

［4］黄帝内经［M］.北京：人民卫生出版社，2012.

［5］神农本草经［M］.北京：北京联合出版社，2015.

［6］张仲景.伤寒论［M］.北京：人民卫生出版社，2005.

［7］张仲景.金匮要略［M］.北京：人民卫生出版社，2005.

［8］周敦颐.太极图说［M］.上海：上海古籍出版社，1992.

［9］周敦颐.通书［M］.上海：上海古籍出版社，1992.

［10］程颢，程颐.二程遗书［M］.上海：上海古籍出版社，2000.

［11］钱乙.小儿药证直诀［M］.北京：人民卫生出版社，2006.

［12］刘完素.素问玄机原病式［M］.北京：人民卫生出版社，2005.

［13］张从正.儒门事亲［M］.北京：人民卫生出版社，2005.

［14］李杲.内外伤辨惑论［M］.北京：人民卫生出版社，2005.

［15］李杲.脾胃论［M］.北京：人民卫生出版社，2005.

［16］朱震亨.格致余论［M］.北京：人民卫生出版社，2005.

［17］朱震亨.丹溪心法［M］.北京：人民卫生出版社，2018.

［18］薛己.女科撮要［M］.北京：中国中医药出版社，2015.

［19］徐春甫.古今医统大全［M］.北京：人民卫生出版社，2008.

［20］李道传.朱子语录［M］.上海：上海古籍出版社，2016.

［21］李梴.医学入门［M］.北京：人民卫生出版社，2017.

［22］张介宾.景岳全书［M］.太原：山西科学技术出版社，2006.

［23］缪希雍.本草经疏［M］.北京：中医古籍出版社，2017.

［24］赵献可.医贯［M］.北京：人民卫生出版社，2005.

［25］秦景明.症因脉治［M］.北京：人民卫生出版社，2006.

［26］陈士铎.辨证录［M］.北京：中国中医药出版社，2007.

［27］沈金鳌.沈氏尊生书［M］.北京：中国中医药出版社，2011.

［28］吴鞠通.医医病书［M］.北京：中医古籍出版社，2007.

［29］傅山.傅青主女科［M］.北京：人民卫生出版社，2006.

［30］林珮琴.类证治裁［M］.北京：人民卫生出版社，2006.

［31］唐宗海.血证论［M］.北京：人民卫生出版社，2005.

论文类

［1］余瀛鳌.王纶及其《明医杂著》［J］.中医杂志，1980（12）：7-9+38.

［2］陈建杉，江泳.《伤寒杂病论》"卒病痼疾说"发挥［J］.光明中医，2002（1）：34-36.

［3］吕直.朱丹溪妇科学术思想初探［J］.吉林中医药，1983（3）：4-6.

［4］白兆芝.李东垣内伤发热证治探讨［J］.中医药研究杂志，1985（2）：10-11.

［5］刘时觉.明清时代对丹溪学说的评价［J］.医古文知识，1999（4）:4-8.

［6］陈丽霞.浅谈中医催生技术［J］.辽宁中医杂志，2003（6）：451.

［7］谢波，陈楚杰，潘华峰，等.王纶痰证论治精要探析［J］.江苏中医药，

2007（12）：13-15.

［8］姜德.运用方剂计量学探讨朱丹溪学术流派特点［D］.新疆医科大学，2008.

［9］许振国，刘军.丹溪"倒仓法"奥义探析［J］.河南中医学院学报，2008（5）：95-96.

［10］赵红霞，贾海骅，孙谊，等.张子和攻邪学术思想研究［J］.中国医药导报，2009，6（7）：89-90.

［11］彭榕华.王纶《胎产医案》医学贡献初探［J］.世界中西医结合杂志，2012，7（7）：553-555.

［12］文乐兮，魏飞跃.产后病组方用药规律与特色探讨［J］.山西中医学院学报，2012，13（3）：67-68.

［13］曹丽娟，袁冰.明代医家王纶与节斋化痰丸［J］.亚太传统医药，2012，8（12）：217-218.

［14］童佳兵，彭波，杨程，等.浅析王纶四时治咳经验［J］.中医药临床杂志，2012，24（4）：342-343.

［15］任海燕."中土五行"理论及应用［J］.山东中医药大学学报，2014，38（6）：536-537.

［16］朱近人.朱丹溪"倒仓法"探析［J］.中华中医药学刊，2015，33（5）：1229-1231.

［17］顾宇.闭经诊疗理论的古代文献研究［D］.沈阳：辽宁中医药大学，2015.

［18］席崇程，王彤.浅谈"温病忌汗"与"在卫汗之可也"之统一［J］.北京中医药大学学报，2016，39（10）：815-816.

［19］高明周，潘琳琳，杨焕新，等.刘完素论治情志病浅谈［J］.环球中

医药，2016，9（9）：1081-1082.

［20］谢韬，高僮，林晓艳，等.浅谈王纶对朱丹溪杂病证治心法的发挥
［J］.江西中医药，2016，47（11）：21-22.

［21］吕方舟.李东垣应用风药经验浅析［J］.江西中医药大学学报，2016，
28（4）：11-13.

［22］衣标美，潘桂娟.《明医杂著》治痰浅析［J］.中华中医药杂志，
2016，31（3）：772-775.

［23］马艳苗，梁琦，李艳彦，等.祝由医学心理学探微［J］.中华中医药
杂志，2017，32（10）：4623-4625.

［24］席崇程，刘齐，张杰，等.浅谈朱丹溪与张介宾痰饮思想之异同［J］.
北京中医药大学学报，2017，40（11）：898-901.

［25］赵婷，包洁，范永升.刘完素“阳气怫郁”论治火热病浅探［J］.浙
江中医药大学学报，2017，41（7）：553-555+561.

［26］郑庆浩，侯舒成.试论李东垣脾胃学说特点［J］.湖南中医杂志，
2017，33（10）：134-135.

［27］刘明坤，吴春雁，房玉涛.风药固肠止泻机制探讨［J］.中华中医药
杂志，2017，32（10）：4600-4602.

［28］陈少丽，李强，都广礼.升麻柴胡为补中益气汤“要药”的研究考证
［J］.时珍国医国药，2018，29（11）：2711-2713.

［29］李雪萍，高永翔，龚圆渊，等.青藤碱“开玄府‒通经络‒息内风”
防治动脉粥样硬化［J］.中国中医基础医学杂志，2018，24（5）：
675-676.

［30］周月姣，张晓东.导师治疗肾虚型胎动不安经验探微［J］.云南中医
中药杂志，2018，39（2）：22-24.

［31］胡济源.从道家矛盾观论脾阴［J］.中国中医药现代远程教育，2018，
    16（24）：63-64.

［32］席崇程.基于数据挖掘研究朱丹溪气血痰郁学说及其处方用药规律
    ［D］.北京：北京中医药大学，2018.

［33］李正茂，刘楠楠，何周春.肾亦为生痰之源［J］.亚太传统医药，
    2018，14（12）：146-147.

［34］黄宸裬，肖姣，李亦凡，等.升降理论在脾胃病中的应用述要［J］.
    江苏中医药，2019（3）：11-13.

［35］鲁琴，武密山，董尚朴，等.河间学派刘完素学术思想及遣方用药规
    律［J］.世界最新医学信息文摘，2019，19（2）：294-295.

［36］陈洋子，王顺梅，孙源梅，等.《黄帝内经》与《伤寒杂病论》"因时
    制宜"思想探求［J］.中华中医药杂志，2009，24（S1）：89-92.

汉晋唐医家（6名）

张仲景　王叔和　皇甫谧　杨上善　孙思邈　王　冰

宋金元医家（19名）

钱　乙　刘　昉　陈无择　许叔微　陈自明　严用和
刘完素　张元素　张从正　成无己　李东垣　杨士瀛
王好古　罗天益　王　珪　危亦林　朱丹溪　滑　寿
王　履

明代医家（24名）

楼　英　戴思恭　刘　纯　虞　抟　王　纶　汪　机
薛　己　万密斋　周慎斋　李时珍　徐春甫　马　莳
龚廷贤　缪希雍　武之望　李　梴　杨继洲　孙一奎
吴　崑　陈实功　王肯堂　张景岳　吴有性　李中梓

清代医家（46名）

喻　昌　傅　山　柯　琴　张志聪　李用粹　汪　昂
张　璐　陈士铎　高士宗　冯兆张　吴　澄　叶天士
程国彭　薛　雪　尤在泾　何梦瑶　徐灵胎　黄庭镜
黄元御　沈金鳌　赵学敏　黄宫绣　郑梅涧　顾世澄
王洪绪　俞根初　陈修园　高秉钧　吴鞠通　王清任
林珮琴　邹　澍　王旭高　章虚谷　费伯雄　吴师机
王孟英　陆懋修　马培之　郑钦安　雷　丰　张聿青
柳宝诒　石寿棠　唐容川　周学海

民国医家（7名）

张锡纯　何廉臣　陈伯坛　丁甘仁　曹颖甫　张山雷
恽铁樵